Alzhéimer
¡Nunca más!

Andreas Moritz

Alzhéimer
¡Nunca más!

Una guía extraordinaria
para la prevención y curación
de la enfermedad del siglo XXI

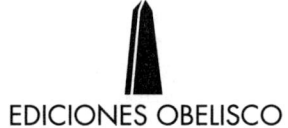

EDICIONES OBELISCO

Si este libro le ha interesado y desea que le mantengamos informado de nuestras publicaciones, escríbanos indicándonos qué temas son de su interés (Astrología, Autoayuda, Ciencias Ocultas, Artes Marciales, Naturismo, Espiritualidad, Tradición…) y gustosamente le complaceremos.

Puede consultar nuestro catálogo en www.edicionesobelisco.com

Los editores no han comprobado la eficacia ni el resultado de las recetas, productos, fórmulas técnicas, ejercicios o similares contenidos en este libro. Instan a los lectores a consultar al médico o especialista de la salud ante cualquier duda que surja. No asumen, por lo tanto, responsabilidad alguna en cuanto a su utilización ni realizan asesoramiento al respecto.

Colección Salud y Vida Natural
Alzhéimer ¡nunca más!
Andreas Moritz

1.ª edición: junio de 2016
2.ª edición: diciembre de 2016

Título original: *Alzheimer's - No more!*

Traducción: *Joana Delgado*
Corrección: *Sara Moreno*
Diseño de cubierta: *Enrique Iborra*

© 2015, Andreas Moritz
(Reservados todos los derechos)
© 2016, Ediciones Obelisco, S. L.
(Reservados los derechos para la presente edición)

Edita: Ediciones Obelisco, S. L.
Collita, 23-25. Pol. Ind. Molí de la Bastida
08191 Rubí - Barcelona - España
Tel. 93 309 85 25 - Fax 93 309 85 23
E-mail: info@edicionesobelisco.com

ISBN: 978-84-9111-110-8
Depósito Legal: B-10.458-2016

Printed in Spain

Impreso en España en los talleres gráficos de Romanyà/Valls S.A.
Verdaguer, 1 - 08786 Capellades (Barcelona)

Reservados todos los derechos. Ninguna parte de esta publicación, incluido el diseño de la cubierta, puede ser reproducida, almacenada, transmitida o utilizada en manera alguna por ningún medio, ya sea electrónico, químico, mecánico, óptico, de grabación o electrográfico, sin el previo consentimiento por escrito del editor. Diríjase a CEDRO (Centro Español de Derechos Reprográficos, www.cedro.org) si necesita fotocopiar o escanear algún fragmento de esta obra.

*A todos aquellos que desean responsabilizarse de su propia salud
y se preocupan de la salud y el bienestar de sus congéneres.*

1

LA VERDAD SOBRE EL ALZHÉIMER

Le puede pasar a cualquier

Kenny se sintió aliviado cuando su madre, Ellen, decidió dejar su apartamento e irse a vivir con él y con su familia. Ellen se estaba haciendo mayor, y desde la muerte de su marido, tres años atrás, cada vez se sentía más sola. Ahora deseaba el confort de vivir en familia.

Ellen tenía 63 años y una personalidad radiante, lo que hacía que cayera bien al instante. Sus nietos la adoraban, y a ella le encantaba estar con ellos. Y, por supuesto, Kenny y su esposa, Stephanie, estaban agradecidos de que les echara una mano en la casa.

No tenía importancia que de vez en cuando Ellen se olvidara unas cuantas cosas en la tienda de comestibles, o que dejara de hacer la colada, como había prometido. Después de todo, no era demasiado joven y era normal que se le olvidara alguna que otra cosa. La familia estaba encantada de tener a Ellen en la casa, era una bendición.

Pero, poco después, la esposa de Kenny empezó a notar algunas cosillas raras. Una vez Ellen se dejó el hervidor en el fuego mientras estaba haciendo algo en el piso de arriba, y no se sabe qué habría ocurrido si Stephanie no se hubiera dado cuenta. Lo más preocupante fue que Ellen negó haber dejado el fuego encendido, y dijo que habría sido Stephanie quien había dejado el hervidor en el fuego.

En otra ocasión, Kenny llegó antes a casa para recoger a su madre y acompañarla al médico. Era algo rutinario que hacían juntos los miércoles, cada quince días, durante los últimos nueve meses, pues a Ellen la estaba tratando un quiropráctico para solucionarle un problema de espalda.

Ese miércoles, cuando Kenny llegó a casa se encontró con que Ellen no estaba, se había ido a pasar la tarde al centro de mayores con un vecino. Cuando Kenny reprendió a su madre por hacerle perder media jornada de trabajo, ella se indignó y le preguntó que por qué diablos iba a ella a necesitar un médico.

¡Qué extraño! No era propio de su madre ser insensible o grosera. Algo enfadado por las excusas que Ellen empezó a dar, y a la vez un tanto preocupado, Kenny comenzó a observarla de cerca. Había muchas cosas que no encajaban, Ellen había empezado a dejar de revisar sus cuentas bancarias, había dejado de hacer el crucigrama que anhelaba resolver a diario, y cada día se iba encerrando más y más en casa. Cuando Kenny amablemente le hizo ver esos cambios, ella se lo quitó de en medio diciéndole: «¿Acaso no puede una mujer mayor hacer cosas raras de vez en cuando?».

Aproximadamente un mes después, una noche, después de cenar, Ellen estaba leyendo un cuento a su nieto y se hizo un lío con los personajes. Aquello no era propio de ella. A Chris desde pequeño le encantaba que le leyeran cuentos antes de ir a la cama y pedía que le leyeran los mismos una y otra vez, era muy poco probable que a nadie se le pasara el más mínimo detalle.

Los dos meses que siguieron, tanto Kenny como Stephanie notaron muchos *lapsus* en Ellen, pero los siguieron achacando a que se estaba haciendo mayor. Hasta que un día, a la hora de cenar, Ellen miró su plato con desconfianza y se enfrentó a la familia preguntándoles por qué querían envenenarla. Cuando Kenny y Stephanie intentaron calmarla, ella se encogió, les dijo que quiénes eran, y los acusó de «formar parte del plan». Después, durante un par de minutos, Ellen se quedó impávida, con la mirada vacía, hasta que *volvió en sí*.

Después de un tiempo considerable, tras disuadirla y calmarla, Kenny le dijo que quería que la visitara el médico de familia, que quizás él podría aconsejarle algo para sus fallos de memoria.

Tras muchas pruebas médicas, un neurólogo fue el que lanzó la bomba. Se trataba de la temida letra «A». El diagnóstico confirmó los temores que la familia había estado albergando durante más de un año sin atreverse a hacerles frente.

Era un diagnóstico demoledor. Ellen, que no era tan mayor, tenía alzhéimer y nunca más volvería a ser la misma. Peor aún: iría perdiendo la memoria poco a poco. De manera gradual, su discurso, su capacidad de comunicarse y sus movimientos se irían deteriorando y, finalmente, perdería el control de sus funciones corporales. Llegaría el día en que Ellen quedaría postrada en la cama, prácticamente sin vida, a las puertas de la muerte.

Al dolor emocional se añadía el hecho de que la familia de Ellen iba a necesitar contratar a tiempo completo a una persona que la cuidara y organizar sus vidas entorno a su trágica situación. Teniendo en cuenta que el alzhéimer no tiene cura, Kenny iba a tener que presenciar cómo su madre se iba apagando.

Pero esto es tan sólo una parte de la historia. Hay una parte no desvelada –plagada de engaños y dirigida hacia el lucro–, que concierne a la llamada Big Pharma, la gran industria farmacéutica de actividad notoriamente depredadora, que lleva décadas aprovechándose del sufrimiento humano para obtener intereses financieros. Acecha a las puertas del enfermo de alzhéimer prometiendo unos fármacos que pueden *ralentizar* y *detener* la enfermedad. Ofrece esperanza donde no la hay, y trasforma el dolor y el sufrimiento en oportunidades de millones de dólares.

A la cabeza de la Big Pharma, empresas como Eli Lily, Merck, Baxter y Johnson & Johnson han convencido a millones de personas de todo el mundo de que pueden ayudar a esos pacientes a mejorar su *calidad de vida*. Lo cierto es que los *logros* médicos y las pruebas clínicas que se han realizado en torno al alzhéimer no son más que una pantalla de humo para mantener a las personas enfermas y vulnerables justo de ese modo: enfermas y vulnerables. Es indiscutible que la medicina convencional no puede hacer nada frente al alzhéimer u otras enfermedades como la diabetes, la obesidad o el autismo.

De hecho, sus supuestos tratamientos sólo agravan el problema a causa de los efectos tóxicos que tienen los fármacos sobre las defensas naturales del organismo. No creas ni por un segundo que la industria farmacéutica se interesa sinceramente por ti.

¿Qué es la enfermedad de Alzheimer?

Como en el caso de Ellen, la pérdida de memoria es uno de los síntomas más obvios del alzhéimer. Al principio, se ve afectada la memoria reciente, y los *despistes* iniciales pasan desapercibidos o bien se desestiman.

Pero finalmente los despistes se convierten en una pérdida de la memoria remota, y los pacientes dejan de reconocer a sus amigos y familiares, e incluso a sus parejas. Los enfermos pueden parecer malhumorados o deprimidos y tener esporádicos ataques emocionales. La disfunción cognitiva va aumentando hasta el punto de llegar a la pérdida completa del lenguaje, la memoria y otras capacidades mentales. Llega un momento en el que el paciente no puede cuidar de sí mismo. Cuando el deterioro cerebral llega a ser extremo, el paciente muere.

El alzhéimer no es una forma natural de envejecer, ni tampoco es una enfermedad mental. Tiene lugar como consecuencia del deterioro cerebral. Dado que se trata de una enfermedad fatal y emocionalmente devastadora para la familia, para evitarla y tratar de manera efectiva sus síntomas debemos comprender su origen.

En este libro exploraremos asimismo otros aspectos de la enfermedad. Deja, lector, que te pregunte esto: ¿te has cuestionado por qué enfermedades como el alzhéimer, la obesidad, la artritis, la hipertensión, la diabetes y el cáncer, que antes eran tan raras, son ahora tan comunes?

Estas dolencias no son otra cosa que enfermedades debidas al estilo de vida, consecuencias predecibles de una intoxicación prolongada que congestiona, inflama y ahoga el cerebro. Una dieta y un estilo de vida poco saludables, la exposición a productos químicos dañinos y al consumo prolongado de fármacos privan al cerebro del oxígeno y los nutrientes que necesita para seguir funcionando. Asimismo, provocan alteraciones psicológicas y bioquímicas que pueden llevar al alzhéimer.

¿Y cuál es la respuesta? El primer paso para solucionar el problema es reconocer que sólo tú tienes el poder de ponerte al corriente de lo que es mejor para tu salud. No se trata de trucos ni de sorpresas, tan sólo del antiguo sentido común.

La conexión cuerpo-mente

Hay mucha gente que sencillamente no cree que su cuerpo sea capaz de sostenerse por sí mismo si se le apoya y cuida adecuadamente. En muchas enfermedades, como el cáncer, las cardiopatías, la diabetes y el alzhéimer, la gente cree que un diagnóstico médico es un sino inalterable que no tiene más remedio que aceptar, aunque se trate de una sentencia de muerte.

Y lo que es peor: los *tratamientos* que los pacientes deben seguir no están pensados para tratar la enfermedad en su origen, sino simplemente para enmascarar y *mantener* sus síntomas, para beneficio de la Big Pharma, claro está. Hay numerosos estudios que demuestran que el índice de éxito de los fármacos es lo suficientemente bajo como para catalogarlos de no más efectivos que un placebo.

La industria farmacéutica necesita mantener a los pacientes atados a sus tratamientos, perpetúan la idea de que son *víctimas* de enfermedades crueles y aleatorias, en vez de seres humanos con unos cuerpos con una inteligencia innata que puede alterar el llamado cruel destino.

Es esa falta de poder individual, sumado al enfoque de la medicina convencional –la cual es tan sólo una reacción a los síntomas en el mejor de los casos y un peligro total en el peor–, lo que ha originado los niveles *epidémicos* que presenciamos en muchas enfermedades, incluido el alzhéimer.

Los laboratorios farmacéuticos utilizan una sencilla fórmula: si la gente está realmente sana, los beneficios son menores. Si la gente entra en un ciclo de dolencias y enfermedades, la mina de oro se pone en marcha.

Así pues, la Big Pharma tiene un interés egoísta en convencernos de que sus *curas* son más efectivas que las simples medidas de sentido común que han mantenido sanas durante siglos a numerosas culturas.

Por si ello no fuera lo bastante convincente, aquí hay algo que parece aún más increíble: cada año más de 900.000 norteamericanos pierden la vida como resultado de un tratamiento médico, y no a causa de las enfermedades que les han diagnosticado.

Es importante romper ese círculo vicioso de mala salud perpetuado por creencias erróneas y darse cuenta de que los enfermos no son víctimas. En vez de entregar tu confianza a la Big Pharma, hazte cargo de tu propio bienestar.

La clave está en sentirse *empoderado* para descubrir y dirigir las causas del alzhéimer y creer en el poder de autocuración que tiene el organismo. No debes interferir en el proceso de curación natural de tu cuerpo con fórmulas químicas tóxicas, necesitas restablecer los numerosos factores que permiten que tu organismo se cure por sí mismo y mantenga su estado natural de equilibrio y vitalidad.

Cabe señalar que si podemos identificar las causas de una enfermedad, podemos usar ese conocimiento para evitar que aparezca. Y lo que es más, hay muchos tratamientos naturales efectivos para combatir el alzhéimer que pueden utilizarse de inmediato. La Big Pharma no quiere que sepas que existen, pero ten la certeza de que existen.

El alzhéimer no tiene *cura*, pero con diligencia y un poco de sentido común es posible minimizar el riesgo de desarrollar sus síntomas y también reducirlos cuando ya existen. No olvides nunca que el poder de cambiar tu destino y de mejorar tu salud está en ti, sólo en ti.

A lo largo de este libro, desmitificaré las causas del alzhéimer y sugeriré estrategias para ayudar a prevenirlo y curarlo. El poder de controlar su salud reside en ti.

Envejecimiento natural versus enfermedad de Alzheimer

El alzhéimer es una de las enfermedades más temidas hoy día. Afecta a casi 36 millones de personas en el mundo (datos de 2014),[1] y se espera que en 2050 se triplique esta cifra.

Prácticamente todo el mundo ha visto desaparecer a un amigo o a un ser querido, o conoce a alguien que lo ha hecho. En los pacientes con alzhéimer, la memoria se distorsiona, disminuye o desaparece por completo, y para ellos sus amigos más cercanos llegan a ser irreconocibles o incluso los olvidan.

A medida que la enfermedad avanza, los pacientes olvidan cómo acabar las frases y cómo cuidar de ellos mismos. Pueden llegar a tener regresiones, comportamientos infantiles o a permanecer en un estado de ensoñación, incapaces de separar realidad y ficción; o bien se vuelven paranoicos y desconfiados, incluso con sus familiares más cercanos.

Existe un mito muy extendido de que esta debacle cognitiva no es otra cosa que una parte del proceso de envejecimiento. Y, según la industria médica y farmacéutica, si esos síntomas son inevitables, no tiene sentido intentar prevenir el alzhéimer. Según ellos, lo mejor que podemos hacer es controlar sus síntomas por medio de –sí, lo has adivinado– más medicamentos farmacológicos.

Nada puede estar más lejos de la verdad, si bien es cierto que nuestras facultades mentales pueden mermar un poco con la edad, no hay nada de natural en la gravedad de una enfermedad como el alzhéimer. Además, recuerda que aunque la creencia popular crea que somos impotentes a la hora de evitar la el deterioro mental, simplemente no es cierto.

Hay una gran diferencia entre un cerebro envejecido de manera natural y el cerebro de una persona con alzhéimer. Si tu edad ronda los

---

[1] Nota de Ener-Chi Wellness Press: «En todo el mundo cerca de 36 millones de personas sufren alzhéimer o algún tipo de demencia». Véase la página web: www.alzheimer.net/resources/alzheimerd-statitics/

50 años, es posible que hayas notado algunas pérdidas de memoria. Incluso en adultos sanos con cerebros activos, el hipocampo (parte del cerebro responsable de la formación de los recuerdos) empieza a atrofiarse de manera natural hacia los 55 años más o menos. Y aunque muchos diagnósticos de cáncer u otras enfermedades pueden suponer para los atemorizados pacientes acarrear el peso de una sentencia de muerte, la idea de desarrollar alzhéimer puede hacer que simplemente se abandonen o confíen en tratamientos farmacológicos que en el mejor de los casos no hacen nada, y en el peor de ellos agravan el problema.

Sabemos bien por experiencia que es totalmente posible permanecer cognitivamente más o menos ilesos hasta bien entrado el ocaso de la vida. Tomemos, por ejemplo, el caso de la querida actriz cómica norteamericana Betty White, quien a sus 90 años sigue conservando todo su ingenio. Líderes mundiales como Churchill y Jimmy Carter permanecieron (éste último aún permanece) vigorosos y activos a sus 70, 80 y más años. El gran compositor Anton Bruckner nunca perdió la capacidad de componer sinfonías, de crear piezas sublimes hasta prácticamente su último aliento.

Si bien muchas personas con más de 70 años experimentan un declive de sus facultades mentales, no se trata de algo inevitable. Todas las células del cuerpo humano envejecen, pero un organismo sano y funcional puede seguir restableciéndose de manera eficaz y verse mínimamente afectado.

Sólo cuando los daños y el deterioro llegan a un umbral crítico —como resultado de un estilo de vida precario, una sobrecarga tóxica, estrés u otros factores—, cesa esa capacidad de autoequilibrarse y el deterioro avanza de manera rápida e incluso irreversible. Cuando eso sucede en el cerebro, estamos hablando de *alzhéimer*. Es un proceso perceptible y progresivo que excede al deterioro celular normal, destruyendo las viejas conexiones neurológicas y mermando los recuerdos y las funciones cognitivas.

El primer paso para prevenir o incluso revertir el alzhéimer es comprender que no se trata en modo alguno de una parte del proceso de envejecimiento. Pero debido a que el envejecimiento normal y la enfermedad de Alzheimer afectan a la misma parte del cerebro, a veces es difícil hablar de la diferencia que hay entre ellos.

En ambos casos, la zona más afectada es el lóbulo temporal, el cual es responsable de la memoria consciente: el recuerdo de nombres, sucesos y otros detalles. El caso del alzhéimer es especialmente debilitante, pues sus síntomas hacen que las funciones memorísticas y cognitivas se deterioren a una velocidad terrible.

Uno de los principales responsables de ese deterioro en los pacientes con alzhéimer es una proteína llamada *beta-amiloide* que se deposita en el cerebro. Se acumula en éste como resultado de la inflamación y ello conduce al deterioro y al daño de los nervios y las células cerebrales, causando su destrucción. Contribuyen a esa inflamación diversos factores que van desde una mala nutrición (ya sea por una dieta deficiente o por una mala absorción); la falta de ejercicio, lo cual puede llevar a un estrés oxidativo de los tejidos corporales; y el consumo de excitotoxinas, que incluyen aditivos alimentarios artificiales, flúor, aluminio y metales pesados y otros elementos tóxicos medioambientales.

Muchos científicos consideran que las placas de beta-amiloides se acumulan sencillamente en el cerebro a causa de la edad y que no hay manera de evitarlas. Pero lee el próximo caso, el cual demuestra que eso no es cierto.

Una mujer holandesa de 82 años decidió donar su cuerpo a la ciencia. Al llegar a los 111 años, estaba realmente preocupada pensando que su organismo era demasiado viejo para servir de algo a la ciencia. Pero, por el contrario, su extraordinaria longevidad hizo que los investigadores se interesaran mucho más en su caso. Durante los cuatros años siguientes, la mujer se sometió a dos test, cuyo resultado mostró que a nivel cognitivo seguía más aguda que personas de edades entre los 60 y los 80 años. De hecho, apenas encontraron evidencia de pérdida de memoria, aun a sus 111 años.

Tras la muerte de la mujer, a la edad de 115 años, el neurocientífico holandés Gert Holstege publicó los resultados de sus estudios en la publicación *Neurobiology of Aging* (Neurobiología del envejecimiento).

Lo que descubrió rebatió la hipótesis de la Big Pharma, la base de una industria de billones de dólares.

El cerebro de la anciana no mostró signo alguno de ateroesclerosis (estrechamiento de las arterias), ni evidencia alguna de anomalías cerebrales, y, lo más curioso, ningún indicio de enfermedad de Alzheimer –incluida la presencia de beta-amiloides, característica de los cerebros con alzhéimer–. Las pocas anomalías encontradas eran demasiado leves para ocasionar disfunciones mentales importantes, y, menos aún, demencia.

¿Es la atrofia cerebral tan sólo una parte del envejecimiento?

La posibilidad de sufrir demencia aumenta a medida que se envejece. En EE. UU., el Instituto Nacional sobre el Envejecimiento insiste en que todos los cerebros disminuyen de tamaño y en que es inevitable un tipo u otro de deterioro mental. Pero la peor forma de demencia, el alzhéimer, y la disminución cerebral que lo acompaña no son, contrariamente a la opinión médica actual, una parte normal del envejecimiento.

En la actualidad, el alzhéimer es la sexta causa de muerte en Estados Unidos. Así pues, si creyéramos que el Alzheimer es tan sólo una intensificación, una forma pronunciada del envejecimiento, estaríamos diciendo que en Estados Unidos la sexta causa de muerte es un envejecimiento anormalmente rápido. ¿Absurdo, no?

Relacionar alzhéimer y envejecimiento es tan sólo una más de las falsas creencias que utiliza la industria médica para lavarnos el cerebro y entregarnos a los brazos de la Big Pharma. Afortunadamente, cada vez hay más gente que empieza a abrir los ojos frente a ese juego siniestro.

Las investigaciones editadas en la publicación *Neuropsychology* de la Asociación de Psicólogos Norteamericanos demuestran que los primeros estudios equiparaban la edad con la merma del cerebro, incluso en cerebros supuestamente sanos, incluyendo a participantes que no habían sido adecuadamente examinados. Como resultado de ello, los participantes con enfermedades cerebrales no detectadas o de lenta evolución fueron contemplados como personas *sanas*, y los investigadores dieron por sentado que la responsable de la muerte de las células cerebrales y de la reducción de la materia gris era la edad, y no las enfermedades que realmente lo son. Se exageró la atrofia cerebral debida a la edad y se desestimó el tamaño normal de los cerebros sanos de las personas ancianas.

Sin embargo, en una investigación posterior sometieron a estudio personas mayores de 68 años en un trabajo de larga duración sobre el envejecimiento llevado a cabo en Maastricht, Holanda. Los participantes no sufrían derrames cerebrales, párkinson, ni ningún tipo de demencia (incluido el alzhéimer). A esos sujetos supuestamente sanos se les realizaron a principio del estudio pruebas neuropsicológicas (entre ellas test de demencia y alzhéimer), y después cada tres años durante los nueve años siguientes. Al cabo de tres años se les hicieron también escáneres de MRI (procedimiento de diagnóstico por imágenes de resonancia magnética) para medir sus cerebros, en especial zonas como el hipocampo (fundamental para la formación y retención de los recuerdos), y las zonas frontales y cinguladas del córtex cerebral (importante para las habilidades cognitivas).

Los participantes se repartieron en dos grupos: un grupo con 35 personas cognitivamente sanas que a lo largo del estudio permanecieron libres de cualquier tipo de demencia, y el otro con 30 personas que mostraron durante el estudio un sustancial deterioro cognitivo, si bien oficialmente no estaban diagnosticados como pacientes con demencia.

Mientras el primer grupo permaneció a penas sin cambios, el segundo grupo mostró cambios importantes. En los primeros estudios, el encogimiento del cerebro se atribuyó a la edad, considerando que las auténticas culpables eran las enfermedades cerebrales no diagnosticadas.

Los investigadores del estudio así lo afirmaron, concluyeron que mientras las personas mantuvieran una salud cerebral no experimentarían ninguna reducción de la materia gris, independientemente de su edad. Esto confirma lo que durante muchos años vienen propugnando los defensores de la salud natural. Es muy irónico que haya que gastar tanto tiempo y dinero en probar algo que ya sabíamos.

Si bien el alzhéimer no tiene cura, existen muchas estrategias naturales y probadas que pueden disminuir el riesgo y minimizar los efectos de esta limitadora y fatal enfermedad. Y, ¡ay!, estamos tan acostumbrados a creer en las dramáticas conclusiones de la medicina moderna que no se tiene en cuenta el poder de las estrategias del sentido común.

Pero ahí están: una dieta nutritiva, ejercicio físico, vida social activa, técnicas de reducción del estrés como la meditación y una estimulación mental regular, como hacer crucigramas o dedicar un tiempo a los pasatiempos favoritos. Más adelante, hablaré más detalladamente de esas estrategias básicas y de su relación con el alzhéimer.

La guerra de las grandes empresas farmacéuticas (Big Pharma) contra la medicina natural

Teniendo en cuenta lo que está en juego, no es difícil comprender por qué la industria farmacéutica desestima esos métodos naturales largamente probados que reducen el riesgo de sufrir demencia y alzhéimer. Su solución está en unos fármacos caros, inefectivos y dañinos que sólo tienen un efecto: ¡aumentar sus beneficios!

Y sus esfuerzos por sacar el mayor partido económico de esos tratamientos parecen no tener límite. ¿Sabías que la industria médica está actualmente intentando *redefinir* la enfermedad de Alzheimer para poder diagnosticarla y tratarla aún antes y, por consiguiente, hacer más dinero?

Los factores que contribuyen al desarrollo del alzhéimer son de amplio espectro, pueden incluir la predisposición genética (en raros casos), temas medioambientales, exposición crónica a toxinas como el aluminio, el silicio y otras sustancias químicas y el daño oxidativo de los tejidos corporales como resultado de un estilo de vida precario. Sin embargo, el alzhéimer sólo se puede diagnosticar de manera concluyente por medio de una autopsia.

Investigadores del International Working Group for New Research Criteria for the Diagnosis of Alzheimer's Diseas (Grupo internacional de trabajo para un nuevo criterio de investigación sobre el diagnóstico de la enfermedad de Alzheimer) han publicado un artículo en el que abogan por la redefinición del alzhéimer. La nueva definición permitiría el diagnóstico de la enfermedad en cada paciente con disfunciones episódicas de la memoria que dieran positivo en al menos un biomarcador asociado a la enfermedad. Esos biomarcadores son sustancias antígenas o químicas del tejido corporal que pueden indicar la presencia de ciertas dolencias.

Dicho de otro modo, esos investigadores insisten en que no es necesario esperar al desarrollo de una demencia en toda regla para empezar a tratar a los pacientes de alzhéimer. Esto, en teoría, suena bastante razonable, pero aumenta convenientemente el mercado lucrativo en torno a los fármacos contra el alzhéimer. Y dada la buena prensa de esas medicinas, que en el mejor de los casos no son más que un placebo y en el peor contribuyen al deterioro mental, no es una buena idea iniciar a los pacientes en su consumo más pronto que tarde.

La irrisoria lógica de los llamados «expertos»

Y lo que es peor, la industria médica, que desea empezar lo más pronto posible un tratamiento en toda regla del alzhéimer, minimiza la importancia de las medidas y los tratamientos naturales comprobados a través del tiempo. Incluso los llamados «estamentos de control», que afirman proteger a la gente (por ejemplo los Institutos Nacionales de Salud de EE. UU. o NIH) en nombre de los mayores beneficios de la industria médica. No es otra cosa que un círculo vicioso.

El NIH ha dado un paso más al intentar eliminar la sabiduría natural en favor de la Big Pharma. En las oficinas centrales del NIH de Washington D.C. se congregó un comité de supuestos expertos con el propósito de discutir si la enfermedad de Alzheimer podría prevenirse por medio de dietas y cambios en el estilo de vida.

Tras examinar a penas unos cuantos estudios, concluyeron alegremente que no hay manera de evitar el alzhéimer. Obviamente esto no quiere decir que los estudios que revisaron sugirieran eso, por el contrario, evaluaron unos estudios que demostraban claramente que ciertos complementos o actividades pueden ayudar a prevenir la temida enfermedad. Pero decidieron que esas pruebas no eran determinantes, ya que aparentemente no confirmaban sus conclusiones previas.

Incluso la doctora Martha Daviglus, profesora de Medicina Preventiva en la Northwestern University, afirmó que no había causa-efecto entre el alzhéimer y la dieta, el ejercicio físico o los diferentes estilos de vida. Que esos doctores exhibieran prestigiosos diplomas, escribieran literatura médica y vistieran batas blancas no hace que sus opiniones tengan más peso que la sabiduría popular, convencional y natural que con tanto desdén descartan.

Su displicente y cultivada actitud hacia la medicina natural desafía miles de años de sentido común, el cual sencillamente afirma que si te portas bien con tu cuerpo, éste se portará bien contigo. Después de todo, los seres humanos no hemos nacido en una placa de cultivo, sino que hemos surgido de un universo natural que además nos ha dotado de la habilidad y las herramientas necesarias para curarnos a nosotros mismos.

Las opiniones de esas asociaciones son ejemplos del clásico dilema del huevo y la gallina. ¿Somos capaces de mantenernos mentalmente en forma porque estamos físicamente activos y comprometidos socialmente, o podemos estar físicamente activos y comprometidos socialmente sencillamente porque estamos mentalmente en forma?

Esto es equivalente a decir, por ejemplo, que hacer ejercicio regularmente no disminuye el riesgo de sufrir alzhéimer (¡que lo hace!), pero que un riesgo bajo de sufrir alzhéimer hace que se haga ejercicio regularmente. O, por poner otro ejemplo, que seguir una dieta rica en ácidos grasos omega 3 no disminuye el riesgo de sufrir alzhéimer (¡que lo hace!), pero que un riesgo bajo de sufrir alzhéimer hace que uno siga una dieta rica en ácidos grasos omega 3.

Sitúa la hipótesis de la doctora Daviglus en el contexto de cualquier estudio que se haya hecho sobre la prevención del alzhéimer y verás por qué no es más que una sencilla estupidez. Se basa no en el sentido común, sino en hacer que las personas se sientan unas víctimas indefensas que no pueden hacer otra cosa que confiar su salud (y por consiguiente sus carteras) a la industria farmacéutica.

Esos mismos *expertos* son quienes rechazan creer que las opciones de la salud natural son útiles hasta que no se *muestren* efectivas (según sus estándares), y quienes defienden contaminantes químicos conocidos, como el fluoruro y el aluminio, insistiendo en que no está *comprobado* que sean dañinos (para sus estándares).

Está claro que hay algo bastante erróneo, fundamentalmente erróneo, en la manera en que la industria médica contempla nuestra salud. Insisto: no se interesan realmente por tu salud, tan sólo están interesados en su propia salud financiera.

De modo que no te quedes con su visión fatalista de que no puedes hacer nada para prevenir la enfermedad, eso no tiene como base ni la ciencia ni el sentido común. A pesar de lo que el NIH quiere que creas, hay docenas de métodos naturales y comprobados que pueden reducir el riesgo de sufrir alzhéimer e incluso revertir sus síntomas.

Los «expertos» no saben ni la mitad de la historia

No hace mucho, *expertos científicos* creían que la Tierra era plana e inerte, después de todo, veían con sus propios ojos que el Sol desaparecía cada día por el horizonte y volvía a *salir* cada mañana por el otro lado de la esfera planetaria. Esta indiscutible *verdad* fue difícil de rebatir porque ese fenómeno era algo que todo el mundo presenciaba, día tras día. No se daban cuenta de que lo que veían no era lo que realmente estaba sucediendo.

Hoy día, sonreímos indulgentemente frente a tal ignorancia porque sabemos más cosas. También sucede eso con las enfermedades modernas: seguimos viviendo con viejos y erróneos mitos transmitidos de generación en generación. Y con mitos no me refiero a cuentos de viejas, me refiero a mitos de la medicina moderna. ¡Qué contradicción!

¿Estamos cayendo en la trampa de creer a ciegas en lo que otras personas han aceptado como una verdad personal, subjetiva? Puede que pienses que hoy día es diferente, ya que contamos con *investigaciones objetivas, verificables, científicas*, que prueban lo que es auténtico y lo que no lo es. La verdad quizás te decepcione.

En primer lugar, muchos estudios científicos se basan realmente en ideas subjetivas, en las sensaciones, pensamientos y expectativas del científico que dirige el experimento. Ésa es la verdadera naturaleza de una hipótesis.

En segundo lugar, la investigación está sujeta a un número casi infinito de posibles y con frecuencia extremadamente variables influencias, así como a un sencillo error humano que puede alterar el resultado del experimento de manera impredecible.

En tercer lugar, y quizás el más importante, dado que por lo general está financiada o controlada por agencias que tienen ciertas intenciones o tendencias, las modernas investigaciones científicas a menudo están plagadas de prácticas engañosas destinadas a manipular los resultados. Así por ejemplo, según pruebas realizadas por investigadores de la Universidad de California –publicadas en *Annals of Medicine*, en octubre de 2010–, el 92 % de los 145 ensayos clínicos llevados a cabo entre 2008 y 2009 eran nulos porque no revelaban el tipo de placebo que se había utilizado en ellos. En un caso, utilizando un placebo que en realidad incrementaba el colesterol en el grupo de control, los investigadores pudieron probar fácilmente que los fármacos estatinas, como el Lipitor, eran más efectivas que el placebo. Aun así, la FDA (Agencia Norteamericana de Alimentos y Medicamentos) ha aprobado esta práctica, obviamente carente de rigor científico, de investigación científica *objetiva*.

Ya es malo en sí que se permita ese tipo de investigación, incorrecta y partidista. Pero es que, además, esos cuestionables estudios son utilizados para apoyar nuevos estudios que son, a su vez, incorrectos. Y lo peor es cuando esa cadena de falsedades científicas influye negativamente en el tratamiento de los pacientes e incluso pone en riesgo sus vidas.

De vez en cuando, esas falsedades se manifiestan cuando salen a la luz los *errores* cometidos por las farmacéuticas, cuando se destapan los datos manipulados y cuando no se divulgan los conocidos y graves efectos secundarios de sus fórmulas. Lo triste es que se salen con la suya. Se los multa, pero el negocio sigue igual. Nadie rinde cuentas, nadie acaba en la cárcel. Sí, la industria farmacéutica ha desarrollado una inmunidad especial frente a sus excesivos delitos. Para ella no se trata de ningún fraude médico. Es inconcebible esperar que una empresa farmacéutica llegue a publicar los resultados de unos ensayos críticos que contradigan sus tendenciosas hipótesis. El conflicto de intereses es obvio, ya que esas empresas son las que actualmente invierten en la mayoría de los estudios de investigación del mundo. Ese monopolio que se basa en los beneficios y decide qué tipo de investigación es adecuada y cuál no, determina nuestras evidencias tan altamente basadas en la ciencia. Se trata de un conflicto de intereses tan terrible que sorprende que no se hable más de ello.

Y en cuarto lugar, si bien aún quedan investigadores totalmente altruistas que no tienen intereses financieros o de prestigio relacionados con un determinado resultado, hoy día, la mayor parte de la ciencia moderna raramente descubre algo que no quiera realmente descubrir o reconocer.

Los investigadores requieren garantías para llevar a cabo los estudios, y las investigaciones médicas y las pruebas farmacológicas cuestan mucho dinero. Las grandes industrias farmacéuticas son conscientes de ello, y cuando los beneficios están en juego están más que contentas con pagar las facturas, siempre y cuando los resultados de la investigación les merezcan la pena.

Eso significa que incluso los investigadores más escrupulosos y bien intencionados están sometidos a una gran presión para cambiar o manipular los datos, o para interpretar los descubrimientos de un modo que complazca a los patrocinadores, las empresas farmacéuticas. A fin de cumplir los requisitos para recibir más subvenciones, y también para tener sus propias ganancias, deben hacer numerosas concesiones para además impulsar los intereses financieros de sus patrocinadores o inversores. Si los investigadores no lo hacen, sus posibilidades de conseguir más fondos para la investigación disminuyen o incluso desaparecen.

Lamentablemente, eso significa además que los nuevos fármacos que, según los *expertos*, son *seguros* pueden no serlo en absoluto. Por otro lado, la industria médica trabaja duramente para subestimar los remedios naturales, los cuales no pueden patentarse, y por consiguiente no pueden aportarles grandes beneficios.

Conflictos de intereses

Incluso la financiación pública y las instituciones que deberían, teóricamente, ser neutrales y no perseguir fines lucrativos se dejan influir con frecuencia por las grandes farmacéuticas, con unos investigadores que sacan un *doble provecho*, por una parte de las empresas farmacéuticas y por la otra de agencias gubernamentales como la NIH. Este tipo de conflicto de intereses entre la investigación médica y la industria farmacéutica es desenfrenado y sólo ocasionalmente controlado.

Así por ejemplo, a un investigador de alto nivel de la NIH se le acusó de vulnerar las leyes de conflictos de intereses por no haber revelado sus vínculos financieros con Pfizer, la gigantesca empresa farmacéutica. Pearson *Trey* Sunderland III fue jefe de la rama de psiquiatría geriátrica que lleva a cabo la investigación sobre el alzhéimer (¡vaya sorpresa!). Según información disponible, Pearson obvió anotar los pagos realizados por Pfizer entre 1997 y 2004, entre los que se incluían 25.000 dólares anuales en concepto de consultas para un estudio de indicadores de alzhéimer en muestras de flujo cerebroespinal; otros 25.000 dólares anuales para otro estudio de biomarcadores y pacientes de alzhéimer, y una tarifa de 2500 dólares para asistir a un encuentro de un día con la empresa.

¿Cuál fue su excusa? Él y otros numerosos investigadores del NIH creyeron que la divulgación de las formas de financiación era un «rollo burocrático». No obstante declaró, a través de su abogado, que no había tenido intención de ocultar los beneficios extras.

Dicho de otro modo, su delito no radicaba necesariamente en que hubiera tenido vínculos financieros con Pfizer, sino en que no los revelara para satisfacer las normas gubernamentales. ¿Y cuál es, te preguntarás, el castigo por una acción que potencialmente pone en peligro a millones de personas? Como máximo un año de cárcel y una multa de 100.000 dólares. Poco importa que Sunderland hubiera recibido ya casi tres veces esa suma en concepto de honorarios por consultas. ¿Te das cuenta de lo erróneo de esa medida?

En palabras de Mike Adams, defensor de la salud del consumidor y autor de la obra *Take Back Your Health Power* (Vuelve a hacerte cargo de tu salud), el dinero de las grandes farmacéuticas y otros tejemanejes empresariales han llegado prácticamente a cualquier rincón de las instituciones gubernamentales relacionadas con la salud. «A resultas de que desde departamentos reguladores como la FDA se hayan investigado a organizaciones como el NIH, las compañías farmacéuticas han utilizado el soborno y la corrupción para comprar la influencia que necesitan para maximizar sus beneficios. La imputación de uno de los investigadores del NIH es tan sólo la punta del iceberg».

Este caso hizo que los investigadores del NIH evaluaran la falta de ética. Tras una investigación parlamentaria se descubrió que 44 investigadores del NIH habían aceptado dinero de las grandes farmacéuticas y no informaron de ello. También se sometió a la FDA a una investigación similar por prácticas éticas cuestionables. Desde entonces, el NIH creó nuevas regulaciones con el fin de impedir que sus investigadores invirtieran o trabajaran para mpresas farmacéuticas. Pero aunque esas nuevas regulaciones se ejecuten de manera satisfactoria, las sanciones son muy poco disuasorias, sobre todo porque los pagos de las empresas son enormemente tentadores.

¿Podemos realmente confiar en lo que los «expertos» dicen sobre el alzhéimer?

La respuesta es corta: No. Contrariamente a la creencia popular y a lo que la industria médica insiste en que creamos, el alzhéimer no es de ningún modo una parte normal del envejecimiento.

Nos reiteramos en que eso es así por dos principales razones: una es que mucha gente a lo largo de la historia (y no sólo gente famosa) ha demostrado que es más que posible permanecer mentalmente activo, incluso en los últimos años de la vida; y la otra es que existen muchos factores identificables en el desarrollo del alzhéimer que no tienen nada que ver con la edad y mucho con el estilo de vida. Sabiendo todo lo que sabemos sobre los métodos naturales que pueden ayudarnos a mantener las funciones cognitivas incluso en una edad avanzada, no hay razón alguna para creer a pies juntillas a la gran industria farmacéutica cuando dice que somos seres indefensos.

Básicamente, la demencia y el alzhéimer son patologías neurológicas causadas por diversos factores, entre ellos la contaminación química medioambiental, un estilo de vida inadecuado, falta de estímulos mentales, metales pesados y otras toxinas en los alimentos, productos de cuidado personal cuestionables, vacunas y otras posibles causas. En palabras del profesor Kevin Morgan, de la Universidad de Nottingham, Reino Unido, el alzhéimer «está causado por enfermedades cerebrales que podemos combatir».

Sorprende la tímida admisión de los hechos que hace el profesor Morgan y algunos otros, pues representa un completo cambio en las ideas que hasta ahora, y durante décadas, han dominado la clase médica. Sin embargo, a ese pequeño destello de verdad le siguió, como cabía esperar, la insistencia en que «es necesario realizar más investigaciones», fundamentalmente, la petición de más dinero. Ésa es la excusa favorita en el campo de la investigación médica en relación con enfermedades que no comprende. Pero, aun así, esa confesión del profesor Morgan es, cuando menos, un paso en la dirección correcta.

Aun así, hay alguna esperanza. No todos los estudios de investigación están financiados por grupos con conflictos de intereses. No todos los descubrimientos científicos están manipulados por lobistas y grandes corporaciones. A lo largo de este libro hablo de muchos estudios, llevados a cabo en su mayoría por universidades e instituciones públicas, que han sido reconocidos por la comunidad de salud natural como no manipulados.

Lamentablemente, algunos de esos estudios se han realizado con animales. Personalmente me opongo a la experimentación con animales cuando ésta puede causarles daño, de modo que aunque los descubrimientos sean valiosos lamento la falta de ética en los métodos empleados para conseguirlos. También incluyo diversas anécdotas e ideas surgidas de las décadas de mi experiencia profesional como médico ayurvédico y profesor.

La inclusión de esos estudios y relatos no tiene como objetivo intentar convencer al lector de que compre nada, ni tampoco forzarle a creer en algo, simplemente deseo demostrar que tras lo que los médicos naturistas y abogados de la salud natural llevan literalmente milenios intentando demostrar hay auténtica ciencia. Pero contar con un moderno estudio de investigación que valide los miles de años de sabiduría de la medicina natural no lo hace más auténtico. Son meras demostraciones de certezas que ya existían.

Finalmente, tú eres quien está a cargo de tu propia salud, y tú eres quien debe elegir las diferentes terapias e ideas. Todas ellas son naturales, seguras y asequibles. Así que no tienes nada que perder.

Tu propia intuición y tu cuerpo te harán saber qué es lo que más te conviene. Mi objetivo es que te sientas inspirado y tomes las riendas de tu salud, lejos de quienes buscan aprovecharse de tu enfermedad, y que encuentres en ti un estado de auténtico equilibrio, salud, vitalidad y paz interior en los años que están por llegar.

2

LAS CAUSAS DEL ALZHÉIMER

Algunas de las mejores cosas de la vida son gratis y sencillas. Lamentablemente, la vida tal como la contemplamos se ha vuelto mucho más compleja y tendemos a valuar sólo aquello que lleva incluido una tarjeta con el precio. ¡Cuán lejos nos hemos aventurado con respecto a lo que la naturaleza había previsto!

Cuando leas la siguiente anécdota te maravillarás de la belleza y complejidad del regalo de la vida. Un anciano español murió recientemente a la edad de 114 años. Se decía que siguió montando en bicicleta y cuidando del huerto familiar hasta los 102 años. Le sobreviven su hermano, de 101 años, un sobrino, de 85, y dos hermanas, de 81 y 77 años. Todos ellos llevan una vida activa, saludable y productiva.

Pero cuando se estudió el ADN familiar para comprobar los dos marcadores que se creen contribuyen a tener huesos sanos y una larga vida, los científicos no consiguieron sus objetivos. Se han identificado entre 10 y 20 genes que contribuyen a tener una vida más larga, pero la longevidad es más complicada que lo que un gen o un grupo de genes puedan conseguir.

Una vida prolongada no siempre va acompañada de una buena salud y una mente despierta. Hay muchas personas que creen que no es muy recomendable llegar a viejo, pongamos a los 90 años, pero ser prácticamente incapaz de cuidar de uno mismo. Incluso sé de gente que incluso reza por no tener que soportar tal indignidad y prefieren «una vida más corta pero más saludable».

No está en nuestras manos negociar la creación o la salud. Pero hay algo que sí está en nuestras manos: cómo percibir la vida y lo que hacemos con ella. Ciertamente, la longevidad es algo complicado y no existe una solución fácil para asegurarnos una salud óptima. Se requiere un estudio cuidadoso, autoconciencia y la guía de médicos naturistas que no hayan caído en las mentiras y manipulaciones de la gran industria farmacéutica y que estén realmente preocupados por nuestra salud y nuestro bienestar. Si bien no existe un estilo de vida o dieta específica que esté directamente relacionado con la expectativa de vida, lo cierto es que existen muchos factores que según se ha comprobado pueden contribuir a gozar de una vida más larga y más saludable.

Los investigadores de la Cornell University ya a principios de los años treinta se dieron cuenta de que las ratas alimentadas con una dieta menos calórica que la de otras ratas de su misma camada tenían un 40 % más de esperanza de vida. Lo más sorprendente de esos descubrimientos es que no importaba la edad de las ratas en el momento de empezar el cambio de dieta, consiguieron esos mismos beneficios independientemente de que fueran jóvenes o viejas en el momento de empezar una dieta menos calórica.

Otro estudio con roedores indica que la dieta de una madre embarazada, y también la que sigue mientras cría a su prole, repercute para siempre en la esperanza de vida de sus hijos. En un estudio llevado a cabo en la Universidad de Cambridge, los investigadores descubrieron que las crías de ratones alimentadas con dietas ricas en proteínas durante el embarazo y bajas durante la crianza vivían un 50 % más que cuando esas dietas se invertían.

No hay discusión respecto a los beneficios de permanecer activos, tanto física como mentalmente. Ésa es una de las maneras más destacadas de vivir más y mejor. Y una de las maneras más fáciles de permanecer activo es realizar una sencilla actividad que ya realizas cada día: caminar.

En mayo de 2005, un estudio publicado en el *American Journal of Medicine* informaba de que las personas sanas de 70 años que caminan al menos medio kilómetro diario, de modo vigoroso, tenían menos riesgo de sufrir discapacidad y de morir a edad temprana que aquellas personas del estudio que caminaban más lentamente o menos de medio kilómetro. Otros estudios confirmaron que caminar regularmente (al menos tres veces por semana) puede reducir el riesgo de alzhéimer. Por el contrario, un adulto inactivo tiene un riesgo mucho mayor de desarrollar problemas cognitivos y la enfermedad de Alzheimer.

Los ejercicios mentales, como realizar test de memoria y crucigramas o tocar un instrumento musical, también impactan emocionalmente en la química del cerebro y previenen el alzhéimer. Y en cuanto a la longevidad, no hay que subestimar el poder del bienestar emocional. Otro estudio de la Universidad de Chicago descubrió que las parejas felizmente casadas viven más, de promedio, que las personas que no están casadas: los hombres diez años y las mujeres cuatro.

Éstas son tan sólo unas cuantas de las muchas maneras con las que la gente puede mejorar conscientemente su salud y su bienestar, y vivir más tiempo, más feliz y más saludablemente. Y si bien es cierto que algunos individuos tienen una predisposición genética a desarrollar alzhéimer, son excepciones que confirman la regla. Aun en esos casos, los individuos con tendencia a sufrir la enfermedad pueden controlar ese riesgo utilizando remedios naturales. La mayoría de los casos de alzhéimer, o una cantidad abrumadora de ellos, son totalmente prevenibles.

¿Tiene el alzhéimer una base espiritual y emocional?

La manera actual en que vivimos la vida encierra una gran ironía. Nos comunicamos unos con otros mucho más que nunca, pero aun así estamos tremendamente desconectados, tanto emocional como espiritualmente. Creemos también saber más sobre más gente que nunca antes, pero confiamos cada vez menos en los demás.

Esta desafortunada situación refleja el modo en que el mundo moderno contempla la medicina. Los científicos, los médicos y por supuesto las empresas farmacéuticas proclaman saber más sobre el cuerpo humano que en ningún otro momento de la historia. Y es cierto, hemos aprendido mucho a lo largo de los siglos.

Aunque cada vez estamos más al corriente de las complejidades del cuerpo humano, cada vez confiamos menos en sus propias capacidades. En vez de sentir asombro y respeto por las muchas maneras en las que la naturaleza nos protege: la luz solar, las plantas y hierbas curativas, el agua limpia, creemos que la naturaleza no es lo suficientemente buena para nosotros.

Preferimos las vitaminas y los suplementos sintéticos, los alimentos procesados, los refrescos de cola y las bebidas energéticas a la hora de *estimular* nuestra salud. Disfrutamos del confort del aire acondicionado de los coches y las casas más que de salir fuera a la luz del sol y respirar aire fresco. Y en vez de ejercitar nuestra mente, muchos de nosotros pasamos los ratos de ocio atontándonos frente al televisor y las pantallas de ordenador.

Hete aquí que hemos reemplazado la visión holística del cuerpo y sus funciones, junto a la mente y el espíritu, por un punto de vista utilitarista y mecánico de nuestro organismo como máquina física.

Somos seres complejos, no robots mecánicos. Por mucho que lo intentemos, no somos un conglomerado de piezas y no podemos solucionar los problemas de salud como si fueran *piezas sueltas* y fórmulas químicas. E indudablemente, no debemos entregarnos por completo a los médicos ni a la Big Pharma, los cuales no sólo están mal equipados para restablecer nuestra salud, sino que además tienen un interés económico en que sigamos estando enfermos.

Necesitamos, de manera alternativa, confiar en la capacidad de nuestro propio organismo y no olvidar nunca que la salud de un ser humano está íntimamente conectada con todo su ser: con su salud espiritual y emocional, además de la física, pues todo ello está totalmente integrado y conectado entre sí.

A pesar de lo que la medicina convencional desearía que creyéramos, nuestro estado de salud y bienestar es la suma total de nuestro yo físico, emocional y espiritual. Cada uno de estos aspectos se engrana y entremezcla con los otros de una manera tan compleja que quizás nunca lleguemos a entender por completo. Limitados por lo tangible y con el cerebro lavado por la medicina convencional, pocos de nosotros nos damos cuenta de que nuestra parte emocional y espiritual impacta profundamente en nuestro estado físico.

Es fácil entender la enfermedad y las dolencias a nivel físico. Pueden deberse a una larga exposición a sustancias químicas nocivas o radiaciones, lesiones o traumas, malnutrición, falta de luz solar, agotamiento y, cuando hay un bajo nivel de inmunidad, a la exposición de ciertos microbios.

Pero ¿cómo se desencadena una enfermedad a partir de un estado emocional o psicológico? Con frecuencia, la enfermedad es el resultado del efecto acumulativo del equipaje que acarreamos: traumas emocionales, rencores antiguos, culpa, reveses de la vida, conflictos y cosas así. Consciente o inconscientemente, la mente y el cuerpo simplemente se desconectan de esas emociones porque no deseamos encararnos a nuestros demonios. En otras palabras, las relegamos al terreno del inconsciente.

Sin embargo, las emociones que continúan haciendo estragos a nivel subliminal producen un desequilibrio energético que puede manifestarse en una enfermedad como el alzhéimer.

La mayoría de nosotros caemos en el error de culpar al cuerpo de la enfermedad cuando la manifestación física es sólo un síntoma de desequilibrio emocional o de enfermedad. Del mismo modo, un hundimiento espiritual puede igualmente hacer que enfermemos. Por *espiritual* no quiero decir inevitablemente religioso, sino falta de conexión entre uno mismo y los demás, uno mismo y el entorno, uno mismo y el universo en general, y uno mismo y la fuente de la creación.

Nuestra presencia en este planeta no es accidental y no podemos vivir aislados, ni como especies ni como individuos. Sin embargo, con el centro de atención en el individuo y en el materialismo, la vida moderna está diseñada para desconectarnos de nuestras raíces naturales y de nuestro yo espiritual. Se nos premia por vivir abocados hacia fuera, por centrar nuestra energía en todo lo que queda fuera de nuestro yo interno. El resultado es que la mayoría de nosotros hemos perdido esa conmovedora conexión con un ámbito más allá de lo material, una energía unificadora (invisible) que sostiene la totalidad del ser y que nos mantiene *vivitos y coleando* sin proponérnoslo.

¿Qué es exactamente esa *energía espiritual y unificadora*? Permíteme, lector, que te haga esta pregunta: ¿has visto alguna vez surgir un brote nuevo y diminuto de una planta? ¿Te has fijado cómo mueren las hojas y las ramas y otras nuevas las sustituyen? ¿Qué es lo que mantiene la vida en la tierra moviéndose en una dirección progresiva y positiva? ¿Cuál es la causa de esa pura tenacidad vital y de esa voluntad de supervivencia? La energía que mueve todo eso –el verdadero ciclo de la vida– es una energía espiritual y unificadora. La mayoría de nosotros no somos conscientes de ello al haber perdido la conexión con nuestra fuente espiritual. Y cuando nos alejamos de ella, el resultado es la pérdida del bienestar o la enfermedad.

En resumen, el bagaje emocional, el declive espiritual y un estilo de vida poco saludable constituyen un cóctel mortífero, una receta para la enfermedad, el alzhéimer incluido.

Habrá quien crea que todo esto es poco verosímil, pues, después de todo, ¿cómo es posible que un conflicto espiritual cree una enfermedad física o mental? Pero es más inverosímil que una enfermedad ataque a un individuo sin razón aparente. La gente no *pilla* aleatoriamente alzhéimer así por que sí, desarrollar esa enfermedad es el resultado de unos cuantos factores, entre los que se encuentran los cambios bioquímicos en el cerebro y en el cuerpo causados por los pensamientos, los sentimientos y las emociones que tenemos.

El estrés de un conflicto emocional o espiritual no resuelto pueden tener un efecto terriblemente devastador en el organismo. En cambio, la paz interior que conlleva una actitud positiva y equilibrada puede ser extremadamente positiva para la salud. Ello se debe a que nuestros pensamientos y actitudes desencadenan cambios bioquímicos en nuestro cerebro, y viceversa. Detente un momento a pensar cómo transcurre tu jornada cotidiana: ¿te invaden más los pensamientos negativos que los positivos? Haciendo balance de ellos, ¿dónde te sitúas?

Los conflictos emocionales y espirituales pueden contribuir también indirectamente a una enfermedad física al estimular un tipo de comportamientos que conducen a una lenta autodestrucción. Así por ejemplo, aquellos que suelen comer en exceso cuando se sienten estresados o tristes pueden correr el riesgo de contraer muchas de las enfermedades que ocasiona la obesidad. Quienes se atiborran de fármacos pueden llegar a desconectar totalmente de su conciencia corporal y no caer en la cuenta de que se están envenenado lentamente. Quienes están *congestionados* a causa de una deshidratación, una exposición tóxica, una dieta insuficiente o una clara inactividad están suicidándose lentamente al congestionar los tejidos corporales y privar al organismo de la capacidad natural que éste tiene para funcionar tal y como ha sido diseñado.

Esos problemas espirituales y emocionales pueden manifestarse en diferentes enfermedades: cáncer, cardiopatías, diabetes y, sí, también alzhéimer lamentablemente, este punto de vista espiritual está prácticamente ausente de cualquier exposición sobre la enfermedad de Alzheimer. Hasta que la industria médica no admita que los conflictos espirituales pueden jugar un papel clave en el desarrollo de esta temible enfermedad, es poco probable que experimente un progreso real en un tratamiento preventivo o significativo de ésta.

Causas medioambientales del alzhéimer

Vivimos en un entorno que constantemente se vuelve más tóxico. Los pesticidas, los herbicidas y los nitritos nos exponen a diario a peligrosas sustancias químicas. La polución impregna el aire que respiramos. La contaminación electromagnética, la tecnología y las redes inalámbricas interactúan con nuestros tejidos corporales y ponen en peligro su integridad y su capacidad para funcionar adecuadamente.

Nos exponemos voluntariamente a radiaciones ionizantes, por medio de los rayos X y de las tomografías computerizadas (tecnología de diagnóstico por imagen), que nos dañan aun cuando pretenden diagnosticar enfermedades para poder *curarnos*. Y cuando ingerimos metales pesados en el agua, nos los inyectan en las vacunas, nos los untamos en la piel con cremas para el sol y lociones tóxicas y nos los colocan en los empastes dentales.

La adicción de nuestra sociedad a los fármacos, tanto a los de receta como a los de libre adquisición, es una de las maneras más prevalentes que tenemos de envenenar lentamente nuestros cuerpos, privándolos de los nutrientes, las vitaminas y las enzimas que necesitan para funcionar, y poniendo en peligro su propia capacidad para funcionar de manera eficaz y curarse ellos mismos. Y aún peor: las respuestas artificiales que esos fármacos producen pueden dificultar la capacidad de nuestro cuerpo para tratarse y curarse por sí mismo.

Los fármacos son más nocivos cuando se toman de modo regular por largos períodos de tiempo. Los más usados son los analgésicos y antitérmicos, los llamados antiinflamatorios no esteroideos o AINE.

Algunos investigadores aconsejan tomar AINE, como la aspirina y el ibuprofeno, para tratar el alzhéimer en la creencia de que pueden minimizar la inflamación cerebral que favorece los síntomas de la enfermedad. Sin embargo, en un estudio de *Archives of Neurology* llevado a cabo por investigadores del Johns Hopkins School of Public Health se demostró que no sólo los analgésicos no hacen ningún efecto a la hora de evitar el deterioro mental de los pacientes con riesgo de sufrir alzhéimer, sino que además podrían acelerar el deterioro cognitivo.

Los investigadores estudiaron a unos 2100 individuos de más de 70 años que no experimentaban síntomas de alzhéimer pero que tenían antecedentes familiares de la enfermedad. A los participantes en el estudio se les administraba dos veces al día 200 mg de Celebrex, 220 mg de naproxeno (conocido con los nombres comerciales de Antalgin y Naproxyn), o bien un placebo. Cabe destacar que los investigadores tuvieron que abortar el estudio tan sólo tres años después al descubrir que el Celebrex aumentaba el riesgo de sufrir ataques de corazón y derrames cerebrales.

Los resultados mostraron que ninguno de los tratamientos farmacológicos era más eficaz a la hora de reducir el índice de deterioro cognitivo que los placebos. De hecho, los pacientes que tomaban naproxeno empeoraron más que los que tomaban placebos.

La científica Barbara Mertin admitía: «Los fármacos que estudiamos no parecían mejorar la función cognitiva y, en todo caso, dieron algunas muestras de efectos nocivos… En la actualidad no recomendamos el uso de AINE con el objetivo de prevenir el alzhéimer o el deterioro cognitivo». ¡Bien por los estudios clínicos!

Los peligros del mercurio

Los agentes químicos tóxicos que acumulamos a diario en nuestro cuerpo acarrean deficiencia inmunitaria, mal rendimiento intelectual y cáncer. Están en todas partes, y la vida moderna es prácticamente imposible sin ellos. Las sustancias químicas dañinas están presentes en los tintes y perfumes, en los productos de limpieza, en los materiales de construcción, en las colchonetas infantiles o de hacer gimnasia, en las bandejas para alimentos y en muchos más objetos. Vivimos en un mundo saturado de productos tóxicos.

Pero quizás la mayor toxicidad llega a nuestros cuerpos a través de los alimentos y del agua, penetran directamente en nuestro flujo sanguíneo y en nuestros tejidos y nos envenenan lentamente. Uno de los agentes químicos a los que estamos más expuestos en un metal pesado: el mercurio. Y he aquí un argumento clave: a pesar de la enorme evidencia de que este metal es extremadamente peligroso, la contaminación por mercurio se encuentra en un máximo histórico. En Estados Unidos, por ejemplo, sólo en 2009, las centrales eléctricas emitieron cerca de 60.000 kilos de contaminación de mercurio, y en sólo una década esa cantidad ha aumentado un 30 %.

Y eso es sólo en Estados Unidos. Pero la cada vez más creciente economía industrial de China y la progresiva productividad y aumento de población en la India han hecho que se construyan centrales eléctricas de carbón a un ritmo alarmante. En todos los países, el fracaso de los gobiernos o su negación a la hora de reconocer los peligros reales y evidentes del mercurio está causando un aumento enorme de enfermedades crónicas.

La cruel realidad es que el mercurio no juega un papel positivo en la vida humana. Es peligroso y volátil, y dañino para los tejidos del ser humano. Se ha asociado al riesgo de contraer diabetes, sufrir insuficiencia cardíaca, derrames cerebrales, cáncer y autismo. Pero aun así está invadiendo cada vez más nuestras vidas, y más insidiosamente que nunca.

La buena noticia es que el envenenamiento por mercurio se puede tratar fácilmente, siempre que se ataje en una primea fase. Entre los primeros signos del envenenamiento por mercurio está una excesiva decoloración o despellejamiento de la piel, aceleración del pulso cardíaco y debilidad muscular, entre otros síntomas.

La toxicidad en nuestro medio ambiente es un asunto serio, en palabras del doctor Rashid Buttar, vicepresidente de la Junta Norteamericana de la Toxicología Clínica del Metal: «... según se evidencia, cada uno de los procesos de las enfermedades crónicas está relacionado con una única palabra: toxicidad. No se puede abordar el tema del envejecimiento sin abordar la desintoxicación». Y también afirmó: «Hace cinco años, yo no hubiera dicho esto; incluso hace tan sólo un año tampoco lo hubiera dicho. Pero a medida que teníamos más éxito, estaba mucho más claro: cualquier enfermedad crónica es una toxicidad. Si te deshaces de la toxicidad acabas con el incendio. Quizás necesites reponerte después, pero tienes que acabar con el fuego. La medicina convencional tan sólo te tapa los ojos, de modo que no puedes ver el incendio». Pero este concepto está notoriamente ausente de cualquier debate acerca de las dolencias más comunes de hoy día, incluido (y sobre todo) el alzhéimer.

La medida en que el mercurio puede afectar a las personas varía según diversos factores, como la predisposición genética, si el metal es orgánico o inorgánico, el estado general de salud del individuo, la edad en el momento de la exposición e incluso el tipo de envenenamiento por mercurio.

Así, por ejemplo, los niños expuestos al mercurio en el útero materno pueden reaccionar de manera distinta a la de un hombre de mediana edad que se dedica al ciclismo de competición. Y las personas reaccionan de modo diferente dependiendo de si han inhalado el mercurio, les ha sido inyectado o lo han absorbido a través de la piel. También las combinaciones con otras toxinas pueden cambiar la manera en que el mercurio afecta al individuo. La acumulación del mercurio en el cerebro puede dar lugar a muy diversas manifestaciones: autismo, cuando el individuo se ve afectado en altas dosis a edad muy temprana; o enfermedad de Alzheimer, en pacientes mayores, debido a una acumulación gradual del mercurio durante un largo período de tiempo.

La capacidad de las personas para evitar el desarrollo de esas enfermedades está directamente relacionada con la capacidad de su organismo de eliminar los metales tóxicos. La gente sufre un mayor riesgo cuando su cuerpo no puede deshacerse del metal por sí misma, ya sea debido a una predisposición genética o a una congestión global de su organismo, y cuando el funcionamiento de éste no es el apropiado debido a una dieta ineficaz o a un estilo de vida poco saludable.

A pesar de las numerosas variables que intervienen en la toxicidad por mercurio, existe un dato real común: cualquier exposición a cualquier tipo de mercurio en cualquier cantidad y en cualquier momento de la vida es dañino y afecta al bienestar y la supervivencia del individuo.

Pero la naturaleza es clemente y nos ofrece una salida. El tratamiento es esencialmente el mismo para cualquier tipo de toxicidad por mercurio. El organismo puede desintoxicarse pasando a tomar alimentos de cultivo biológico, medicinas naturales y un agua lo más pura posible, tanto para beber como para lavarse (los metales contenidos en el agua se absorben por la piel del mismo modo que si son ingeridos). Entre otras opciones de desintoxicación efectivas están los superalimentos como la espirulina y la chorella, pues ambos contribuyen a la regeneración celular y al rejuvenecimiento global del organismo; o a remedios naturales como el magnesio, el yodo y el bicarbonato.

Uno de los métodos de desintoxicación más importantes es la limpieza del hígado, de la vesícula y de otros órganos del aparato digestivo. Si estos órganos no funcionan debidamente, no pueden actuar de manera conveniente a la hora de eliminar del cuerpo las sustancias tóxicas. (Para más información sobre la limpieza del hígado y la vesícula, véase mi libro *Limpieza hepática y de la vesícula*, de Ediciones Obelisco).

Las enfermedades neurodegenerativas como el alzhéimer se reducen finalmente a dos causas: a un mal suministro de sangre al cerebro, debido a una congestión de los tejidos o a la acumulación de metales pesados como el mercurio. Pero el tratar simplemente los síntomas de la toxicidad por mercurio no hace que el problema desaparezca.

Por consiguiente, la manera infalible de tratar una de las principales causas del alzhéimer es eliminar el mercurio del organismo. De este modo se aminoran los síntomas y, dependiendo de otros factores en juego en un determinado caso, puede incluso eliminarlos por completo. Volviendo a la metáfora del doctor Buttar, puedes luchar con las llamas (los síntomas de la enfermedad), pero nunca estarás completamente a salvo hasta que no acabes con las chispas que provocan el incendio (la toxicidad por mercurio). Si se elimina el mercurio del cuerpo, éste no podrá causar estragos en el sistema neurológico. Es simplemente de sentido común.

Cabría suponer que la clase médica y la industria farmacéutica están al corriente del predominio del mercurio en nuestro entorno y los problemas que ocasiona. Pero dado que sus tratamientos «tiritas» para las dolencias que la toxicidad del mercurio provoca son mucho más provechosos que una sociedad llena de gente sana, ignoran la evidencia.

Y, lo que es peor, las llamadas instituciones *sanitarias* han hecho todo lo posible por tapar la creciente evidencia de los peligros que plantea este metal pesado. Esos *tratamientos* son ineficaces y francamente perjudiciales en el mejor de los casos, pero sí aseguran un buen fondo económico a la Big Pharma.

¿Pero de dónde sale todo ese mercurio?

Para responder a esa pregunta no tienes más que mirarte los dientes. ¿Sabías que lo que los dentistas llaman empaste de *plata* es en realidad una amalgama de mercurio, plata y otros metales? Esos empastes se llaman así de manera deliberada para que la gente no sepa lo que son realmente. Se trata de uno de los mayores chanchullos de la historia odontológica.

Una vez instalados en tu boca, esos empastes van liberando vapor de mercurio, cada vez que masticas, lo que normalmente acontece al menos tres veces al día. Ese vapor es inhalado o absorbido por tu organismo, y allí actúa como una neurotoxina y provoca dolores de cabeza, cansancio, nauseas y —adivina— un avance continuo hacia el alzhéimer.

El medico e investigador Boyd Haley y su equipo realizaron un estudio sobre el mercurio y el alzhéimer, en él expusieron a un número de ratones a vapor de mercurio a una proporción semejante a la que están sometidos los seres humanos. Tras realizar dos veces el mismo experimento para obtener una medición más acertada, los científicos llegaron a la conclusión de que los ratones sufrieron una degeneración de los tejidos cerebrales que era imposible de distinguir de la que sufrían pacientes con alzhéimer.

Existen realmente muchísimos temas de salud vinculados a la exposición al mercurio y a su vapor. En una audiencia que se hizo en la FDA en 2010 con el fin de evaluar la seguridad de los empastes dentales de mercurio, un paciente informó de que estuvo años sufriendo un cansancio enorme y problemas de sinusitis crónica, hasta que finalmente le extrajeron los empastes. Hubo otro que manifestó haber estado vomitando a diario durante meses. Y un padre de familia dijo que su hijo había empezado a sufrir convulsiones (¡hasta 59 convulsiones al día!) tras haberle aplicado unos empastes de mercurio.

No importa que esos empastes sean en la actualidad un método arcaico de una técnica odontológica de la guerra civil americana, una época en la que se utilizaban otros metales pesados venenosos en las cañerías y también en tratamientos médicos. De modo que, teniendo en cuenta sus orígenes, no es de extrañar que los empastes con mercurio sean peligrosos no simplemente por su toxicidad, también por la mala práctica odontológica. Los metales de los empastes con mercurio son aleaciones que se expanden y se contraen con los cambios de temperatura, ocasionan microroturas en los dientes y los dejan debilitados para daños posteriores. Son una solución barata y alarmante para las cavidades dentales.

Pero aun así, de manera sorprendente, la industria dental sigue insistiendo en que esos empastes son seguros. A ella se unen los medios dominantes, la AMA (Asociación Médica Norteamericana), y, claro está, la FDA. Todos siguen afirmando, de manera irónica, que quienes desaprueban los empastes con mercurio son unos «curanderos», y siguen su línea de ir tapando cualquier evidencia que demuestre que esos empastes son realmente tan peligrosos como los críticos afirman.

Ningún científico que se respete puede negar que el mercurio es altamente tóxico, sin embargo, algunos insisten en que es seguro llevar ese metal pesado en la boca. Eso contrasta abiertamente con el principio establecido de que no hay metal en el mundo que no se pueda alterar o desintegrar con el paso del tiempo. Es probable que tamaño desatino de la *lógica* médica te deje boquiabierto.

Pero lo que obviamente no sorprende es que ésos sean los mismos que afirman que la radioterapia, la quimioterapia, los pesticidas, los alimentos transgénicos y otras incontables sustancias perniciosas son perfectamente seguras y pueden, por lo tanto, ser comercializadas por la Big Pharma farmacéutica. (Para más información acerca de los peligros que implican estas y otras toxinas modernas, léanse mis libros *Los secretos eternos de la salud*, *El cáncer no es una enfermedad* y *Limpieza hepática y de la vesícula*, de Ediciones Obelisco).

El mercurio en las vacunas

Otra fuente principal del envenenamiento por mercurio la encontramos en el peligroso cóctel de vacunas que los gobiernos insisten en que nos inyectemos nosotros y a nuestros hijos.

Se sabe ya que hay muchas vacunas que desencadenan el autismo en los niños debido a su composición de mercurio, el timerosal, usado también como conservante.

Este conservante mata mucho más que a las bacterias que contaminan las vacunas. Esos cócteles, cuyo propósito es hacernos inmunes a diversas infecciones virales y a otras enfermedades, contienen un 49,6 % de mercurio en volumen, lo que los hace tan tóxicos que además acaban con la salud neurológica. Los síntomas que producen van desde dolores de cabeza hasta autismo y la enfermedad de Alzheimer en toda su extensión. En el cuerpo, el timerosal se metaboliza en el mercurio etílico y en el tiosalicilato.

Lo que es realmente inconcebible es que ninguno de los defensores del timerosal niega que el mercurio es tóxico para los seres humanos, ya sea inhalado, ingerido o absorbido por la piel. Aun así, según la Big Pharma, este metal altamente pernicioso, al igual que en los empastes dentales, es aparentemente inocuo cuando se inyecta.

Curiosamente, mientras que en muchos países de todo el mundo durante más de 20 años se ha considerado ilegal, en Estados Unidos ha estado permitido. En un estudio ruso realizado en 1977, se demostró que los adultos expuestos al etilmercurio eran más propensos a sufrir daños cerebrales muchos años después.

Entre los países que ha prohibido el uso del timerosal en las vacunas se encuentran Dinamarca, Austria, Japón, Reino Unido, Suecia, Noruega y Finlandia. (Para más información sobre los peligros de las vacunas, léase mi libro *Las vacunas*, de Ediciones Obelisco).

Protectores solares: No tan saludables como se cree

Ya hace mucho tiempo que dejamos de prestar atención, cuando empezamos a aceptar la propaganda de la Big Pharma. ¡Si hasta nos han hecho creer que uno de los elementos más mágicos y naturales de la tierra, la luz solar, es nuestro enemigo!

La industria cosmética se ha estado riendo de nosotros –de camino al banco– cada vez que nos convencía de que las cremas solares son importante para la salud. Nos dijeron que los protectores solares nos ayudarían a prevenir el cáncer al evitar que la *dañina* luz ultravioleta del sol penetre en nuestra piel. ¡Y les creímos!

Después, produjeron un sinfín de lociones e inventaron lo que llamaron el SPF o *factor de protección solar*. ¡Y les creímos aún más! Ahora nos tiene escudriñando las etiquetas de las cremas y lociones solares para asegurarnos de que estamos comprando un producto con el SPF adecuado (¡el cual ahora ya supera el factor 50!).

¿Por qué la luz ultravioleta es tan importante para nuestra salud? La luz del sol es el único catalizador para sintetizar en nuestro cuerpo la importantísima vitamina D. El proceso se inicia cuando la luz ultravioleta toca nuestra piel. Bloqueando la luz solar en nuestra piel debilitamos nuestro sistema inmunitario y acrecentamos la posibilidad de contraer y desarrollar un buen número de enfermedades, entre ellas el alzhéimer. La falta de luz inhibe en nuestro organismo la producción de sulfato de colesterol.

Inhibir la producción de colesterol puede parecer una buena cosa, y tenemos a las grandes farmacéuticas para agradecerles su gran arremetida contra este importante componente. Pero, a pesar de su mala reputación en el mundo de la medicina, el colesterol es un componente esencial en un cuerpo sano, sobre todo en lo que a la salud neurológica se refiere. Aunque el cerebro representa tan sólo alrededor de un 2 % del peso corporal, contiene un 25 % del colesterol total del cuerpo, esencial para la conducción de los impulsos nerviosos y, por consiguiente, para la salud neurológica en general.

Si bien tener un nivel bajo de colesterol puede sonar a algo positivo, en realidad puede ocasionar diversos problemas neurológicos, problemas que van desde la depresión al comportamiento violento y agresivo, tendencias suicidas, fallos en la memoria y demencia. Así pues, no sucumbas al engaño de la industria farmacéutica, el colesterol no es tu enemigo, sino tu amigo.

Tanto el sulfato de colesterol como la vitamina D reducen la inflamación y aportan potentes beneficios para combatir las enfermedades. La carencia de uno de ellos puede acarrear serias consecuencias, entre ellas el riesgo de desarrollar la enfermedad de Alzheimer.

El doctor Stephanie Seneff, científico del MIT (Massachusetts Institute of Technology), escribió: «...la reducción del suministro de sulfato al cerebro es otro gran desencadenante del alzhéimer. El sulfato de colesterol y el sulfato de vitamina D_3 se sintetizan en la piel con la exposición a la luz solar, y se especula que la piel es el mayor suministrador de esos nutrientes. Por ello considero que el uso excesivo de protectores solares y evitar en exceso el sol son factores importantes que contribuyen a la enfermedad de alzhéimer».

Cuando una persona carece de sulfato de colesterol, las células musculares y las células grasas son más propensas a deteriorarse. Los músculos dañados no pueden procesar la adecuadamente la glucosa, y las células grasas, por su parte, necesitan almacenar más grasa para abastecer el combustible que ha perdido el músculo. Debido a ello, el exceso de grasa empieza a acumularse y el daño aumenta, lo que crea un ciclo destructivo.

Esto se aplica a todos los tejidos corporales, también los del cerebro. Una vez más, el concepto es extraordinariamente sencillo: el déficit de sulfato de colesterol deja los tejidos vulnerables y se desencadena un proceso de deterioro. Con el tiempo, es probable que la progresiva erosión de la preciada materia del cerebro se manifieste en la enfermedad de Alzheimer. Así pues, no sorprende que un estudio comparativo con pacientes de alzhéimer mostrara en ellos una drástica disminución de los niveles de colesterol LDL (ya sabes, el que es *malo* según la Big Pharma), y las deficiencias más graves se encontraron en los casos de alzhéimer más severos.

Además de bloquear la producción de sulfato de colesterol, los protectores solares inhiben la capacidad del organismo de producir vitamina D, y no se puede negar que la vitamina D está estrechamente vinculada a la salud cerebral. Un buen nivel de vitamina D reduce la inflamación, potencia el sistema inmune, optimiza la función cerebral y protege sus células. En un estudio, los pacientes con alzhéimer mostraron una enorme mejora en los síntomas con tan sólo un aumento de sus niveles de vitamina D.

Es importante destacar que los complementos de vitamina D no son ni la mitad de beneficiosos que tomar vitamina D a partir de la exposición natural al sol. Esto se debe a que los complementos de vitamina D no están sulfatados y el cuerpo no puede utilizarlos tan eficazmente como la vitamina D sulfatada que produce el organismo a partir de la exposición al sol.

Por lo tanto, siempre que te sea posible, pasa tiempo al aire libre –tomar el sol de 20 a 30 minutos al día, hacia el mediodía, es suficiente– en vez de los complementos. Protégete esas pequeñas zonas de la piel extrasensible, como el entorno de los ojos, y considera el uso de un sombrero o utilizar protectores solares seguros y no tóxicos, de venta en las tiendas de alimentos saludables, en la sección de productos naturales de otros establecimientos, o en Internet, en distribuidores de productos naturales.

Y mientras estás al sol, asegúrate de ir en busca de la sombra tan pronto como veas que tu piel adquiere un tono rosado. La exposición moderada al sol es muy buena, pero quemarse no lo es nunca, y no sólo por los efectos cancerígenos sobre la piel, sino porque una vez empiezas a quemarte, tu cuerpo deja de producir vitamina D.

Si no puedes tomar el sol al aire libre debido a las condiciones meteorológicas, a ciertas condiciones culturales o religiosas, piensa en la idea de utilizar una cama de bronceado que sea segura. Lo creas o no, una de esas camas es mejor que tomar complementos de vitamina D. Deberás asegurarte de que la cama cuente con un balasto eléctrico y no magnético para evitar la exposición a los campos electromagnéticos.

Flúor: Lo que no conoces puede envenenarte

¿Cómo es posible que algo que es bueno para la salud dental pueda representar un riesgo de contraer alzhéimer? Recuerda que a las farmacéuticas no les preocupa realmente tu salud. Vamos a hablar de otra neurotoxina que la industria dental y la médica consideran *segura, beneficiosa y no tóxica:* el fluoruro.

El flluoruro es uno de los componentes básicos de la pasta de dientes y se añade al agua de beber como agente *anticaries*. Y mientras que, en Estados Unidos, el CDC (Centros para el Control y Prevención de Enfermedades) sigue insistiendo en que es un elemento totalmente seguro, la NHEERL (una agencia estatal dedicada a la investigación de los efectos ambientales en la salud) ha dicho que existen pruebas sustanciales que demuestran la neurotoxicidad del fluoruro.

Existe un gran número de estudios que indican que el fluoruro daña el cerebro. Dos docenas de estudios han demostrado que en los niños existe una asociación entre la exposición al fluoruro y el bajo índice del coeficiente intelectual. Otras más han encontrado disfunciones en el desarrollo del comportamiento neurológico de los niños y daños neurológicos en los fetos.

En conjunto, los resultados son muy claros: los niños expuestos al fluoruro corren un riesgo alto de sufrir problemas neurológicos.

Los peligros del flúor van más allá del desarrollo cerebral infantil. El fluoruro deteriora también el funcionamiento de la glándula pineal, una importante glándula endocrina situada entre las dos mitades del cerebro. En ocasiones se la denomina «el tercer ojo», debido a su similitud con la retina ocular. Y si bien es diminuta (apenas del tamaño de un grano de arroz), se trata de una glándula extremadamente importante para muchas de las funciones más esenciales del organismo.

Una de las funciones más sobresalientes de la glándula pineal es la de producir la hormona natural del sueño: la melatonina, la cual no sólo regula las funciones del sueño, sino que además regula la aparición de la pubertad y lucha contra los radicales libres. Cuando se inhibe, la producción de melatonina disminuye y aumenta el riesgo de diversas dolencias, entre ellas el insomnio, el trastorno bipolar, dolores lumbares y, sí, también el alzhéimer.

Cualquier estrés en la gládula pineal es preocupante, ya que ésta realiza muchas y diversas funciones en nuestro organismo. Esta glándula es verdaderamente tan importante que ya en el siglo III, Galeno, el médico griego, la describió como «el asiento del alma», algo que más tarde repitió el gran filósofo René Descartes.

Una de las más frecuentes consecuencias del estrés en la glándula pineal es lo que se llama la calcificación de la glándula, lo cual, como su nombre indica, es una acumulación de residuos minerales. El fluoruro sódico es el principal culpable, y surge a partir de numerosas fuentes: fluorización del agua, fármacos con componentes fluorídicos (como Prozac o fluoxetina), ciertos antibióticos, e incluso utensilios de cocina antiadherentes.

Sorprendentemente, hasta finales de los años noventa no se empezaron a realizar estudios sobre los efectos de la fluoxetina en la glándula pineal. No es de extrañar que los grupos a favor de la fluoración tuvieran tanto éxito a la hora de conseguir que la gran mayoría de las autoridades municipales estadounidenses dieran el visto bueno a la campaña de fluorización del agua.

Pero en 1977, las investigaciones realizadas por la Universidad de Surrey demostraron que en la glándula pineal hay más fluoruro que en cualquier otro tejido blando del cuerpo. Los niveles observados en el estudio eran tan altos que ponían en peligro la producción enzimática indispensable. Y cuando las enzimas se dañan puede dañarse cualquier otra cosa, desde el sistema inmunitario al sistema digestivo o el respiratorio. Puede asimismo inhibir la capacidad de la piel para mantener el colágeno y ocasionar trastornos circulatorios, así como problemas en la función renal.

Mientras estudiaban los efectos del fluoruro en la glándula pineal de los animales, los científicos examinaron unos jerbos (pequeños roedores) que habían estado expuestos al fluoruro. Descubrieron que estos animales no sólo mostraban unos niveles más bajos de malatonia, sino que las hembras experimentaban una pubertad más temprana.

Los científicos llegaron a la conclusión de que la glándula pineal humana contiene la concentración más alta de fluoruro del cuerpo, que el fluoruro está vinculado a una menor producción de melatonina en la glándula, y que puede contribuir a una aparición más temprana de la pubertad. La doctora Jennifer Luke, la cual dirigía la investigación, indicó que «según las últimas informaciones sobre el papel de la glándula pineal en los seres humanos, cualquier agente que afecte a esta glándula puede afectar a la salud del individuo en diversas formas, entre ellas la madurez sexual, el metabolismo del calcio, la función paratiroidea, la osteoporosis posmenopáusica, el cáncer y las enfermedades de tipo psiquiátrico».

Además de este estudio, se han realizado 23 estudios más en humanos y 100 en animales que vinculan fluroruro y daño cerebral. Estudio tras estudio se confirma que el fluroruro es dañino para el cerebro. Entre las muchas cosas que la exposición al fluroruro provoca se encuentran:

- Afectación del hipocampo (parte del cerebro responsable en gran parte de la memoria)
- Aumento de lesiones provocadas por la falta de yodo
- Riesgo de los sistemas antioxidantes de defensa
- Mayor absorción de aluminio

Y, por último, aunque no por ello menos importante, cabe señalar que se ha demostrado que la exposición al floururo contribuye a la formación de placas beta-amiloides, síntoma de la enfermedad de Alzheimer.

El aluminio es nocivo para el cerebro

El doctor Daniel Perl, neuropatólogo de la Facultad de Medicina de la Universidad de Vermont, afirma: «... la acumulación de metales pesados como el aluminio juega un papel importante en el inicio de la enfermedad de Alzheimer». En sus investigaciones, el doctor Perl descubrió que las fibras nerviosas de los cerebros de pacientes de alzhéimer contenían grandes cantidades de aluminio.

En nuestro mundo moderno, el aluminio proviene de diversas fuentes: desde utensilios de cocina a aditivos alimentarios y productos de cuidado personal, está prácticamente en todas partes. Así, por ejemplo, hervir agua en ollas de aluminio produce hidróxidos tóxicos. Usarlas para cocer carne produce cloruros, mientras que freír carne en sartenes de aluminio produce nitratos o los aumenta. Todas estas sustancias resultantes son tóxicas para el cuerpo humano.

El aluminio suele añadirse a muchos alimentos, entre ellos la sal de mesa, las masas precocinadas o los preparados para hacer pasteles, la levadura química, las harinas blanqueadas, ciertos quesos e incluso los encurtidos. Y aún más alarmante: los productos lácteos para bebés pueden contener unas 400 veces más aluminio que la leche materna.

El aluminio se encuentra también en muchos productos farmacéuticos, tanto en los de receta médica como en los de libre adquisición. Entre ellos están los antiácidos (los cuales pueden llegar a incluir más de 200 miligramos de aluminio en cada tableta), la aspirina, algunos analgésicos y también los antidiarreicos.

Además de los fármacos y los aditivos alimentarios, algunas de las mayores fuentes de toxicidad por aluminio se encuentran en los productos de cuidado personal. Por lo general, los consumidores desconocen los muchos productos que con un alto contenido en aluminio son absorbidos muy fácilmente por la piel y pueden causar grandes problemas en el organismo, especialmente en el sistema nervioso.

A la cabeza de los productos que contienen aluminio se encuentran los desodorantes y los antitranspirantes, usualmente en forma de cloruro de aluminio y zirconio de aluminio. De hecho, los componentes con aluminio están en un 20% de esos productos, y, lo que es peor, con frecuencia incluyen además parabenos, disolventes, BHY (Butil hidroxitolueno), glicol de propileno, y a veces dañinas fragancias químicas. Todos esos productos químicos son altamente tóxicos para el sistema nervioso y además pueden alterar las hormonas y las funciones del aparato reproductor.

Y por encima de toda esa toxicidad está el hecho de que simplemente no es natural inhibir la transpiración, una función natural del cuerpo para eliminar los residuos y las toxinas. Los grandes venenos que usa la gente para dejar de sudar son horribles. No permitas que las grandes industrias farmacéuticas sigan insistiendo en que son aceptables e inocuos.

Yo aconsejo usar sólo los desodorantes naturales, sin aluminio ni productos químicos, los cuales pueden mantenerte fresco sin tener que bloquear la capacidad de la piel para ejercer su función tal y como está programada que lo haga. Existen muchas alternativas disponibles en las tiendas de productos naturales, tan sólo hay que leer las etiquetas cuidadosamente.

Tecnología: Un riesgo conveniente

¿Y si te dijera que para tu interés limitaras el uso del teléfono móvil? Lo más probable es que no quieras dar marcha atrás en el tiempo, atrasar el reloj. La vida se ha hecho más compleja y la tecnología ha cambiado drásticamente la manera en que vivimos.

El nuestro es un mundo que cada vez está más automatizado y da una serie de soluciones *ventajosas* a una lista de problemas que sólo parece alargarse. Realmente, existen numerosos efectos adversos que la industria tecnológica nunca te dirá, de hecho llega a desmentirlos basándose en unas investigaciones cuestionables e incluso engañosas.

Quizás, por ejemplo, hayas oído hablar de que los teléfonos móviles pueden ofrecer ciertos efectos protectores y beneficiosos a pacientes con alzhéimer. Esto se basaba en un estudio realizado con 96 ratones que habían sido manipulados genéticamente para desarrollar placas beta-amiloides, las cuales se cree que juegan un papel importante en la progresión de la enfermedad. Después se expuso a los ratones a las radiaciones equivalentes a las de un teléfono móvil 2 horas al día durante un período de 7 a 9 meses.

Se descubrió que los ratones expuestos a las microondas de los teléfonos móviles antes de desarrollar los síntomas de alzhéimer eran menos propensos a desarrollarlos en su vida. Y lo que es más, los ratones expuestos a esas radiaciones tras desarrollar los problemas cognitivos del alzhéimer generalmente mejoraban tras varios meses de exposición a las radiaciones de los teléfonos móviles.

Este estudio, realizado en la Universidad de South Florida, ocupó las portadas de todo el mundo tras ser publicado en el *Journal of Alzheimer Disease* con el título de «El tratamiento con campo electromagnético aplicado en ratones protege a éstos del alzhéimer y revierte los daños cognitivos de la enfermedad». Pero desde su publicación, el estudio se ha visto devaluado por las preocupaciones expresadas por muchos científicos y profesionales de la salud que catalogaron los descubrimientos del trabajo como material de poca calidad y poco creíble.

Muchas de las preocupaciones en torno al estudio señalaban que gran parte de él estaba enfocado a promocionar los intereses de las empresas de telefonía móvil y reafirmaba las cuestionables posiciones de la Organización Mundial de la Salud y la Sociedad Norteamericana del Cáncer (lo cual no es sorprendente si se tienen en cuenta los fines lucrativos que comparten), que siguen insistiendo en que las radiaciones de los teléfonos móviles son totalmente seguras, a pesar de las numerosas pruebas que indican justamente lo contrario.

Una de las mayores críticas del estudio es que el supuesto *nivel de radiación de un teléfono móvil* (los ratones, obviamente, no utilizaban esos teléfonos) era en realidad el de un campo electromagnético (CEM) que no correspondía a la exposición a la que se somete el usuario de un teléfono móvil. Sugerir que las radiaciones aplicadas a los ratones se aproximan a las que reciben los humanos provenientes de los teléfonos móviles es ridículo. Advierte que la clave está en lo del *nivel de radiación de un teléfono móvil*, ahí está el truco.

Como era de esperar, hay pruebas de que dos de los consejeros técnicos del estudio habían estado muchos años en la industria de la telefonía móvil. No te equivocarías si sospecharas que el estudio olía a intereses creados.

Los resultados, que sugieren que ciertos niveles del CEM (que no son los de los teléfonos móviles) pueden evitar o revertir la aparición de placas beta-amiloides, son interesantes y podrían justificar una mayor investigación sobre el tema. Pero indudablemente este experimento no determina la afirmación de que las ondas del CEM de los teléfonos móviles sean beneficiosas.

El CEM tiene una enormidad de efectos nocivos asociados que sobrepasan los efectos positivos. Y además existen muchas pruebas que indican que la exposición a la radiación de los teléfonos móviles es perjudicial y puede ocasionar numerosas enfermedades, entre ellas el cáncer.

¿Pero por qué echar la culpa sólo a los teléfonos móviles? Hay otros peligros tecnológicos, entre los que se encuentran las líneas de tendido eléctrico, que pueden asimismo aumentar el riesgo de alzhéimer y de otros tipos de demencia, según un estudio de la Universidad de Berna, Suiza, publicado en el *American Journal of Epidemiology*. Éste es el primer estudio que vincula definitivamente incluso los niveles más bajos del CEM de las líneas de tendido eléctrico con el altos índices de enfermedad.

Los peligros ocultos de los cables de alta tensión

Los investigadores de ese estudio suizo buscaron los datos del censo de casi el 100 % de la población suiza comprendida entre 1990 y 2000 y los compararon con la información de 4,7 millones de personas de más de 29 años que murieron entre 2000 y 2005. Descubrieron que aquellos que vivían a unos 50 metros de distancia de un tendido eléctrico tenían 1,24 más posibilidades de morir de alzhéimer que quienes vivían más lejos (a unos 600 metros como mínimo).

El tiempo también influía en ello: el riesgo aumentaba 1, 51 veces en aquellas personas que vivieron durante 5 años cerca de las líneas eléctricas, y se doblaba en quienes vivieron 15 o más años. Las cifras eran similares para el alzhéimer y para otros tipos de demencia.

¿Por qué son tan peligrosas las líneas eléctricas? Las líneas eléctricas de larga distancia transmiten una potencia de 220-380 kilovoltios. La radiación que emiten es de una frecuencia diferente a la que emiten las líneas que no son de larga distancia, pues estas últimas transmiten menos electricidad en distancias más cortas.

Este peligro también acecha en tu casa. Los campos magnéticos de *frecuencia extremadamente baja* que crean las líneas de larga distancia están también presentes en muchos aparatos eléctricos del hogar, como los hornos microondas y el sistema de cableado eléctrico de los edificios. Incluso la Organización Mundial de la Salud ha empezado a admitir que son potencialmente carcinógenos.

En tiempos pasados, escribí sobre algunos de los peligros generados por los campos magnéticos y las radiaciones procedentes de la tecnología. Aconsejo a quienes tienen teléfonos móviles, hornos microondas y otros utensilios electrónicos que los usen lo menos posible, y sobre todo que eviten dormir cerca de esos aparatos cuando están conectados. (Para más información al respecto, véase mi libro *Los secretos eternos de la salud*, de Ediciones Obelisco).

Otros riesgos del alzhéimer: El estilo de vida lo es todo

El envejecimiento puede y debe ser algo elegante, natural y fácil. Aun así, cada vez más gente se enfrenta a batallas largas y dolorosas contra enfermedades crónicas. Y, lo que es peor, esas batallas cada vez empiezan a edades más tempranas.

Está claro que el modo en que la medicina convencional contempla la salud y la longevidad es completamente equivocado. También el modo en que vivimos está completamente equivocado. Lo más alarmante es que la mayoría de nosotros no somos conscientes de lo que estamos haciendo mal y de cómo el *progreso* social o tecnológico nos lleva a la mala salud, animándonos a ser indulgentes con los hábitos peligrosos.

En cuanto a las causas de las enfermedades crónicas se refiere, podemos afirmar con certeza que el estilo de vida es prácticamente el factor más importante. El cuerpo humano está diseñado para mantenerse a sí mismo, y tiene muchos sistemas complejos e interconectados que le ayudan en esa tarea. No hace falta ser una lumbrera para saber que la repetición de un funcionamiento defectuoso en ese sistema es a buen seguro el resultado de factores externos, y no de problemas inherentes e inevitables. Es sorprendente que tan poca gente se plantee el enfoque de la Big Pharma, el cual es simplemente consiste en lanzar cualquier tipo de *tratamientos* contra los síntomas de la enfermedad sin contemplar realmente el origen de su causa.

Lo irónico del caso es que retornar a una salud y a un equilibrio óptimo no es difícil; pero romper con los viejos hábitos sí lo es. Una de las causas más obvias de la enfermedad crónica y también del alzhéimer es la falta de ejercicio físico. El cuerpo está diseñado para el movimiento y nosotros estamos ideados para desplazarnos.

Para mantener un estilo de vida activo (aunque no extenuante) es esencial tener un corazón fuerte, un peso adecuado y unos tejidos corporales limpios y oxigenados.

Otra de las causas de la enfermedad crónica es una mala dieta alimentaria. Las últimas generaciones han sido testigos del más grande cambio quizás dado de los alimentos completos y naturales a los procesados y artificiales. Estamos en un momento de la historia en el que consumimos más alimentos insanos y poco nutritivos. Hay quienes incluso subsisten casi por completo con un cóctel de ingredientes procesados, aditivos químicos, colorantes y aromatizantes artificiales y conservantes dañinos. Permitidme que sea claro: eso no es comida. La falta de nutrientes de todo ello priva a nuestro organismo de los ingredientes esenciales y, lo que es peor, le lleva a contraer todo tipo de enfermedades.

Esa *comida*, ya venga atractivamente empaquetada en cajitas del supermercado o en bolsas de papel del restaurante de comida rápida para llevar, no es comida. Es algo carente de sustancia y enferma. La obsesión de nuestra cultura por una comida rápida, fácil y barata, así como por los *alimentos dietéticos*, nos está llevando a unos niveles estratosféricos de obesidad, diabetes, cardiopatías, cáncer, enfermedades autoinmunes y, adivínalo, alzhéimer.

Y lo alarmante es que esta tendencia no da signos de disminuir en un período cercano. ¿No es ridículo que lo que las generaciones anteriores conocían sencillamente como *comida* ahora sólo se encuentre en tiendas de productos de salud a precios desorbitados? Las personas con poco poder adquisitivo, o quienes viven lejos de supermercados o tiendas de productos naturales, se ven incapaces de poner en sus mesas unos alimentos nutritivos, buenos, sin procesar.

¿Por qué hace eso la industria alimentaria? Bueno, pues al igual que la industria médica, porque no contempla los alimentos como un derecho básico, un servicio público o un componente esencial en nuestras vidas. Al igual que la industria farmacéutica, la industria alimentaria es un gran negocio. ¿Por qué deberían ofrecer alimentos auténticos cuando por el contrario pueden hacer que la gente se vuelva adicta a los *alimentos* procesados y elaborados con conservantes que los hacen más baratos de producir y mas fáciles de almacenar durante más tiempo, consiguiendo minimizar el desperdicio que resulta de los alimentos estropeados?

La industria alimentaria ha entrenado literalmente a nuestro paladar para que busque bien comida barata y falta de nutrientes, o alimentos caros, de *gourmet*, y tantos unos como otros le reportan enormes beneficios. En el documental *Supersize Me*, su director, Morgan Spurlock, demuestra cómo la cadena de comida rápida McDonald's introduce tantos conservantes artificiales en sus productos que éstos no llegan a estropearse nunca, aunque se dejen a temperatura ambiente días, semanas ¡e incluso meses! Los restaurantes que sirven comida *auténtica* tienen a veces que tirar comida estropeada, algo que sucede a menudo con los alimentos naturales. Las empresas de comida rápida, así como otras empresas de la industria alimentaria, incrementan enormemente sus ganancias evitando que ese proceso natural.

No es de extrañar que esos conservantes y aditivos que añaden cada vez más y más a los alimentos nos estén afectando de una manera impredecible e indudablemente negativa.

Yo creo lo siguiente: de una manera u otra, todo tiene un precio. Si decides no pagar de antemano, eligiendo comida fácil, rápida y barata o descuidando las necesidades de tu cuerpo, hay muchas probabilidades de que más tarde pagues por ello con batallas largas y dolorosas contra las dolencias crónicas. Es como si la industria médica y la alimentaria te estuvieran chantajeando para que siguieras enfermo, advirtiéndote de que si no te sometes a sus anuncios pagarás con tu salud.

Es jocoso el modo en que nos hacen creer que somos nosotros quienes elegimos, cuando en realidad ellos nos están robando nuestro libre albedrío. Si bien los supermercados y los restaurantes están repletos de cosas para elegir, a la hora de la verdad todo es prácticamente lo mismo.

Así que a menos que conozcas bien las opciones saludables, estarás metiéndote en el cuerpo los mismos alimentos peligrosos y nocivos, pero con un aspecto y un sabor diferente dependiendo de donde lo compres.

No juegues con tu salud a costa de ahorrarte unas monedas. Las pequeñas inversiones que hagas hoy en tu salud valen mucho más, si tienes en cuenta la rentabilidad que les sacarás a largo plazo.

Dietas que pueden llevar al alzhéimer

Aunque no se ha descubierto aún ninguna dieta específica que pueda de manera concluyente evitar el alzhéimer, lo cierto es que sí se sabe que hay unas cuantas que pueden contribuir al desarrollo de esa enfermedad.

Una dieta especialmemte peligrosa es la que contiene muchas grasas saturadas y un alto índice glucémico. Entre los alimentos ricos en grasas saturadas se encuentran las carnes rojas, los quesos y ciertos aceites, y los alimentos con un alto índice glucémico son sobre todo los hidratos de carbono refinados o procesados, como el pan blanco, el arroz blanco, el azúcar refinado y los refrescos.

En un estudio, los científicos evaluaron a pacientes de alrededor de 60 años, bien con unas funciones cerebrales saludables, bien con un leve deterioro cognitivo. A cada paciente se le adjudicó una dieta alta en grasas saturadas, con un alto índice glucémico, o bien por el contrario con una dieta baja en grasas con bajo índice glucémico, rica en fruta, verdura y con cereales integrales, en vez de hidratos de carbono procesados. Tras cuatro semanas, observaron los biomarcadores de los pacientes.

Los científicos descubrieron que incluso los pacientes con funciones cerebrales sanas, tras administrarles una dieta con alimentos ricos en grasas saturadas y un alto índice glucémico mostraron unos marcadores con una potencial incidencia de alzhéimer mayor que la de los otros pacientes. Asimismo vieron que los pacientes con la dieta con pocas grasas saturadas y un bajo índice glucémico realizaron unos test de memoria mejores que los que habían hecho al inicio del estudio.

Sin embargo, los investigadores no percibieron ese efecto en los participantes del estudio que ya habían demostrado un leve deterioro cognitivo. Esto significa lo extremadamente importante que es mantener unos buenos hábitos alimentarios antes de que aparezca cualquier signo de un deterioro cognitivo. Llevar una buena alimentación y mantener un peso saludable son un buen camino para prevenir el alzhéimer.

Pero la enfermedad de Alzheimer puede empezar a desarrollarse en el cerebro años antes de que aparezcan sus síntomas, y una vez que la atrofia cerebral aparece, es muy difícil acabar con ella sólo con la dieta. Por consiguiente, no es aconsejable dejar para más adelante los buenos hábitos alimentarios. Uno nunca sabe cuándo será demasiado tarde.

Deshazte de la freidora

En Estados Unidos, las patatas fritas son el tentempié por excelencia. Y si buscas una fuente indudable de grasas *trans*, estás en el camino adecuado.

Una de las maneras más populares de guisar los alimentos es freírlos en aceite. Y ése es uno de los métodos más peligrosos para la salud. Hoy día ya hay mucha gente preocupada por la salud que comprende que tomar un exceso de alimentos sobrecocinados o fritos hace que las grasas normalmente estables se transformen en grasas dañinas, las cuales se ha demostrado que aumentan enormemente el riesgo de sufrir ataques de corazón.

Según un estudio publicado en *Food Chemistry* (La química de los alimentos) por un grupo de investigadores de la Universidad Vasca española, muchos de los aceites de guisar pueden aumentar el riesgo de sufrir problemas neurológicos, entre ellos párkinson y alzhéimer, e incluso cáncer.

Calentados a la temperatura que se usa normalmente para freír, los aceites comestibles, como el de girasol, el de linaza y el de oliva, liberan unos compuestos químicos peligrosos llamados aldehídos. Estos compuestos pueden inhalarse en el aire o bien ingerirse con los alimentos, y son extremadamente tóxicos para el cuerpo humano.

A partir de los aceites estudiados, los investigadores descubrieron que el aceite de girasol y el de linaza se degradan significativamente y crean una gran cantidad de aldehídos tóxicos.

A fin de evitarlo, intenta asar los alimentos, cocerlos o hacerlos al vapor, en vez de freírlos. Otros estudios avalan que el aceite de coco es más seguro, que no se convierte en grasas *trans* y que produce menos aldehídos en comparación con otros aceites vegetales (para más información, véanse mis libros *Los secretos eternos de la salud* y *Autocuración con la luz del sol*, de Ediciones Obelisco).

¿Cómo estás de vitamina B_{12}?

Si sospechas que tú o alguien cercano a ti puede estar experimentando síntomas incipientes de alzhéimer, comprueba tus niveles (o los de la persona cercana) de vitamina B_{12}. Los síntomas son increíblemente similares, y a aun así, antes de diagnosticar alzhéimer los médicos no suelen comprobar esa carencia. Se trata de algo trágico que apenas nadie sospecha: muchos casos de alzhéimer podían hoy día tratarse fácilmente porque se trata de una deficiencia no diagnosticada de vitamina B_{12}.

La carencia de vitamina B_{12} es más común en personas mayores, y ya en 1902 se asoció el deterioro neurológico con la deficiencia de este esencial nutriente. Su carencia crónica puede ocasionar una degeneración neurológica que se muestra extraordinariamente similar a los síntomas que aparecen con el alzhéimer. Sin embargo, si se empiezan a tomar grandes dosis de vitamina B_{12} tan pronto como se detecta la deficiencia, los síntomas revierten. Se trata de un sencillo tratamiento que puede ahorrar, a ti o a una persona querida, no sólo dinero, sino también la pérdida de la preciada memoria y de la función cognitiva.

El problema de las dietas hiperproteínicas

En los últimos años hemos presenciado una tendencia cada vez mayor a seguir dietas muy proteínicas, tanto en los populares métodos de pérdida de peso como en los sistemas tradicionales que siguen los culturistas. Pero cada vez hay más pruebas que indican que esas dietas hiperproteínicas no sólo dañan los riñones y contribuyen a una pérdida de masa ósea, sino que además pueden hacer que el cerebro disminuya con el tiempo.

En un estudio de la revista *Molecular Neurodegeneration* (Neurodegeneración molecular) se comparó una dieta hiperproteínica con otras tres dietas, y se descubrió que la primera ocasionaba una disminución mayor del peso total del cerebro. Los investigadores examinaron asímismo el desarrollo global del cerebro y las posibles conexiones entre esas cuatro dietas y la acumulación en él de proteínas amiloides.

Lo interesante es que las otras dietas —una rica en grasas y pobre en hidratos de carbono, una pobre en grasas y rica en hidratos de carbono, y una bien equilibrada en hidratos, grasas y proteínas—, mostraron muy poca diferencia en el desarrollo del cerebro de los sujetos del estudio. Tan sólo la dieta rica en proteínas y pobre en hidratos de carbono demostró alterar significativamente el desarrollo cerebral, especialmente en la zona del hipocampo, la cual como recordarás es la más afectada por la enfermedad de Alzheimer. En conjunto, los cerebros de los sujetos que siguieron esa dieta pesaban un 5 % menos que los de los otros participantes en el estudio.

¿Qué conclusión sacamos de ello? Pues que, en resumen, la novedosa dieta hiperproteínica que te dijeron que era tan saludable no es, después de todo, tan sana. Recuerda: la clave está en el equilibrio.

Una certeza: La adicción al azúcar mata

Ésa es la amarga realidad. El consumo de azúcar no sólo contribuye al aumento de peso y al deterioro del esmalte de los dientes (entre otros muchos afectos adversos), un estudio de la American Society for Biochemistry and Molecular Biology (Sociedad Americana de Biología Molecular y Bioquímica) vincula directamente el consumo de azúcar con la enfermedad de Alzheimer.

En ese estudio, los investigadores formaron dos grupos de ratones. Además de la dieta habitual, a la mitad de los ratones se les administró una solución de agua azucarada como parte de su alimentación. Al cabo de seis meses, los ratones que tomaron el agua con azúcar ganaron un 20 % más de peso que sus colegas de estudio. Además desarrollaron colesterol y resistencia a la insulina, mostraron una menor retención memorística y de aprendizaje, y también más del doble de placas amiloides en el cerebro que el resto de los ratones.

Los peligros de la diabetes

Como has leído anteriormente, se cree que más de 40 millones de personas en todo el mundo sufren una u otra forma de alzhéimer. Y, a pesar de los desesperados intentos de la medicina convencional por culpar a la genética o por inventarse una pastilla milagrosa, esa cifra sigue creciendo. Los nuevos estudios indican que una de las claves para prevenir el alzhéimer es la de prevenir otra enfermedad crónica, una que está atacando a la población en unas proporciones epidémicas: la diabetes.

Según un estudio publicado en *Neurology*, la diabetes aumenta de manera significativa el riesgo de una persona a desarrollar la enfermedad de Alzheimer. El tipo más común de diabetes es la de tipo 2, la cual está causada principalmente por la obesidad y la inactividad. Dicho de otro modo: se trata de una enfermedad totalmente evitable. Yutaka Kiyohara, investigador y doctor en Medicina en la Kyushu University de Japón, ha escrito: «Nuestros estudios hacen hincapié en que la diabetes constituye un factor de riesgo para los casos de demencia. La diabetes es una enfermedad común, y últimamente está creciendo cada vez más el número de personas que la sufren en todo el mundo. Controlarla es ahora más importante que nunca».

En el estudio, los investigadores estudiaron a unas 1000 personas de más de 60 años. A esos individuos se les hicieron las pruebas para determinar quiénes tenían diabetes y después se les controló durante 11 años para comprobar si tenían síntomas de alzhéimer. En el transcurso del estudio, aproximadamente una cuarta parte de los pacientes desarrollaron la enfermedad, y los que sufrían diabetes (o una mala tolerancia a la glucosa, lo que comunmente se llama síndrome metabólico o *prediabetes*) tenían dos veces más riesgo que quienes tenían unos niveles normales de azúcar en sangre, aun cuando contaran con otros factores como hipertensión, colesterol alto y tabaquismo.

La diabetes es una enfermedad por la que el organismo no puede regular el azúcar en sangre, pues la producción pancreática de insulina disminuye y finalmente se detiene. Cuando las células se ven privadas de energía, aumenta el azúcar en sangre en un intento de contrarrestar los efectos. Este azúcar en sangre sin metabolizar que circula en la corriente sanguínea crea estragos en el organismo y produce daños neurológicos, entre otros muchos problemas de salud.

Tanto la diabetes como la prediabetes se caracterizan por un fenómeno llamado *resistencia a la insulina*. Normalmente, el alimento es absorbido en la corriente sanguínea en forma de azúcares, como la glucosa y otras sustancias básicas. Un aumento de azúcar en el flujo sanguíneo es una señal para que el páncreas incremente la secreción de insulina, la cual es una hormona. La insulina se une a las células, elimina el azúcar de la sangre para poder usarla como fuente de energía.

En una persona con resistencia a la insulina, las células del cuerpo ven disminuida su capacidad para responder a la acción de la insulina. A fin de compensar esa resistencia a la insulina, el páncreas secreta más insulina. Así pues, un alto nivel de insulina en sangre constituye un marcador de la enfermedad. Con el tiempo, las personas con resistencia a la insulina pueden desarrollar una diabetes, ya que el alto nivel de insulina ya no puede compensar el nivel alto de azúcar en sangre.

La innata inteligencia del cuerpo pone en marcha una acción refleja. Cuando el nivel de insulina se incrementa de manera anormal, el organismo empieza a disminuir el número de receptores de insulina de modo que las células diana no sufren una sobredosis de glucosa. Si eso continúa sin tratamiento, el páncreas dejará finalmente de producir su propia insulina y aparecerá la diabetes, en la que la glucosa no puede ser procesada.

Puesto que la insulina es necesaria para metabolizar la energía saludablemente, el buen funcionamiento celular y la desintoxicación de los radicales libres, los diabéticos que no pueden producir su propia insulina corren un riesgo extremadamente alto de no metabolizar correctamente, sufrir estrés oxidativo (en el cual las células no pueden usar suficiente oxígeno), la consiguiente inflamación y finalmente la muerte celular.

El cerebro es un órgano sumamente metabólico que utiliza una gran cantidad de energía. De hecho, aunque sólo supone un 2% del peso total del cuerpo, el cerebro consume un 20% de la energía total del organismo. Por consiguiente, es fundamental que las mitocondrias del cerebro (que procesan la energía en cada célula) funcionen adecuadamente.

Cualquier disminución en la producción energética mitrocondrial puede tener un grave impacto en la salud del cerebro, llegando a causar finalmente la muerte celular y el desarrollo de efermedades neurodegenerativas como el alzhéimer.

A diferencia de otros tipos de tejidos, como el muscular, el cerebro no almacena gran parte de su propia glucosa. Por lo tanto, depende de la producción de insulina del organismo para tener un suministro constante de energía. Cuando esto se ve alterado por la diabetes, se produce una progresiva degeneración cerebral debido al mal funcionamiento del metabolismo y de la función mitocondrial.

Esto a su vez desencadena una respuesta de estrés a través de la hormona cortisol, una hormona que produce el cuerpo como respuesta natural al estrés. El propósito del cortisol es proteger el cuerpo en épocas de crisis. Sin embargo, cuando existe un estrés crónico se produce una sobreproducción de cortisol, y ello a su vez produce pérdida de memoria, supresión del sistema inmune, una intensificación del envejecimiento y una menor esperanza de vida.

Una sobreproducción continua de cortisol causa muchísimos daños colaterales en el cuerpo. A este respecto me gustaría hacer patente el daño del hipocampo, el cual es responsable del aprendizaje y de la memoria

Todo esto se reduce a un sencillo principio: la diabetes es uno de los principales factores de riesgo de la enfermedad de Alzheimer. Investigaciones realizadas en el Instituto Karolinska y en el Centro de Investigación Gerontológica de Estocolmo confirman que las personas con diabetes tienen un 70 % más de posibilidades de sufrir alzhéimer que las personas que no la tienen.

El Departamento de Investigación del Kaiser Permanente, en California, realizó otro estudio con más de 22.000 pacientes de diabetes tipo 2 a los que investigó durante 8 años. El estudio reveló que un nivel alto de azúcar en sangre guarda una correlación directa con el riesgo de desarrollar una demencia. Quienes tenían niveles de azúcar en sangre muy altos mostraron un riesgo extraordinariamente alto de sufrir demencia. En palabras de la doctora Rachel A. Whitmer, directora del estudio, «dentro de la epidemia de diabetes estamos viendo muchas diabetes de tipo 2, por consiguiente: ¿vamos a ver incluso más alzhéimer del que habíamos pensado? Si seguimos en esta dirección, es un poco alarmante».

Pero el vínculo entre alzhéimer y diabetes va aún más lejos. La acumulación de proteínas beta-amiloides que muestran los cerebros de pacientes con alzhéimer aparece también en el páncreas de los pacientes con diabetes. Ambos casos manifiestan falta de oxigenación celular, lo cual lleva a la inflamación y muerte de las células.

Huelga decir que una tarea importante para prevenir el alzhéimer es prevenir la diabetes. Sin embargo, si tienes diabetes no debes alarmarte. Hay muchos pasos que puedes emprender para controlar tus niveles de azúcar en sangre y evitar así el estrés y la inflamación cerebral que podría conducir, años después, a la enfermedad de Alzheimer. Y aquellos que no sufren diabetes, deben hacer lo posible para seguir así.

Controlar el azúcar en sangre no es algo terriblemente complejo. Hacer ejercicio físico y mantener un peso corporal saludable son dos métodos sencillos pero extraordinariamente importantes. Por otra parte, hay que ser consciente de que los hábitos alimentarios impactan en el nivel de azúcar en sangre. Los carbohidratos refinados son especialmente peligrosos porque producen picos repentinos de los niveles de azúcar en sangre. Esto pone en marcha una respuesta metabólica anómala, la cual, de persistir, puede dar lugar al desarrollo de diabetes u obesidad.

Y ahora las malas noticias: la mayoría de la llamada comida rápida, como nachos, tortillas mexicanas o patatas fritas, que tanto aman los norteamericanos, está hecha con hidratos de carbono refinados. Y lo que es peor, está aderezada con sustancias químicas, como glutamato monosódico (GMS) y sirope rico en fructosa, que hacen los alimentos muy sabrosos pero muy peligrosos también. No hay duda, ésos son tus peores enemigos.

Trata de tomar en su lugar hidratos de carbono integrales y grasas sanas para evitar las subidas extremas de azúcar que estresan tu sistema. Estos sencillos y sanos consejos pueden significar una gran diferencia en tu salud, ya tengas diabetes o no. Y además te ayudarán a mantener tu cerebro sano y tu memoria intacta.

La obesidad puede alterar también las funciones mentales

Todos sabemos que el sobrepeso es malo para la salud por diversas razones. Ahora la ciencia nos acaba de dar otra razón más. Las últimas investigaciones confirman que tener sobrepeso u obesidad también es perjudicial para la salud mental.

La asociación entre alzhéimer y obesidad no está clara, y la ciencia no ha descubierto aún si existe una relación causal directa entre estas dos enfermedades o si la obesidad puede conducir a la diabetes, la cual a su vez puede precipitar el alzhéimer.

Para los científicos está claro que la obesidad es signo de mala nutrición o mala digestión. Por muy irónico que parezca, es un signo de una malnutrición progresiva. El hecho es que, a pesar de consumir mucho, el cuerpo es incapaz de procesar adecuadamente, digerir y utilizar todos los alimentos que toma.

Si se toman, por ejemplo, grandes cantidades de alimentos procesados, éstos obstruyen el sistema digestivo con calorías *vacías*, las cuales carecen de sustancias nutritivas. Como hemos señalado, también están repletas de agentes químicos, como nitratos y excitotoxina, tipo GMS. Con el tiempo producen una acumulación de toxinas en el hígado y en la vesícula que además inhiben la digestión. Esto a su vez hace que el individuo coma más, lo cual le beneficia menos y le lleva también a una deshidratación crónica. Por otra parte, todo ello inhibe asimismo el sistema digestivo.

La obesidad, a cualquier nivel, es extraordinariamente peligrosa por diversas razones. Un peso extra conlleva una presión excesiva sobre el cuerpo y da lugar finalmente a un deterioro de la salud mental que puede acabar en alzhéimer.

Según un estudio de la Academia Norteamericana de Neurología, tener sobrepeso u obesidad en la madurez es especialmente peligroso. Incluso un pequeño aumento en el peso corporal puede aumentar significativamente el riesgo de sufrir alzhéimer.

En el estudio se examinaron más de 8500 gemelos del Registro Sueco de Gemelos y se registraron su peso y su altura durante más de 30 años. Los gemelos se colocaron en grupos según su índice de masa corporal (IMC) durante la madurez. Los científicos compararon esa información con los diagnósticos de demencia registrados una vez que los gemelos llegaron a los 65 años de edad. Se determinó que los pacientes con sobrepeso u obesidad durante la madurez tenían un 80 % más de probabilidades de desarrollar demencia o alzhéimer que aquéllos con un IMC normal.

En otro estudio publicado en la revista *Neurology* se llegó a una conclusión similar. Los investigadores midieron los niveles de grasa abdominal y el IMC de unas 6500 personas de edades comprendidas entre los 40 y los 45 años. Después estudiaron a los pacientes en torno a los 70 años para ver quiénes habían desarrollado alguna demencia o alzhéimer y descubrieron que una quinta parte de los participantes con mayor contorno de cintura tenían casi un 300 % más de riesgo de sufrir demencia que la quinta parte de los que tenían menos contorno de cintura.

Curiosamente, la grasa abdominal parece aumentar el riesgo incluso en personas con un peso general sano. Quienes tenían un gran contorno de cintura dentro de un IMC norma tenían un 90 % más riesgo de sufrir una demencia que quienes tenían menos cintura. Quienes tenían sobrepeso u obesidad, y quienes tenían más grasa abdominal, tenían también un 80 % más de riesgo de sufrir demencia que quienes también tenían sobrepeso u obesidad pero menos grasa abdominal.

Esto se deba quizás a que la grasa abdominal está más cerca de órganos fundamentales, como el corazón y los pulmones, que la grasa acumulada en otras zonas del cuerpo y, por consiguiente, puede interferir más en los procesos fundamentales que la grasa no abdominal.

Todos estos estudios confirman la evidencia cada vez mayor de que mantener un peso saludable durante la madurez aminora el riesgo de sufrir Alzheimer más adelante. Así pues, si necesitas otra razón más para controlar lo que comes, mantente activo y abandona lo más pronto posible el hábito de tomar azúcar.

Qué le dice tu hígado a tu cerebro

De vez en cuando me gusta recordar a mis lectores que no nos cuidamos como deberíamos, damos por sentado que nuestro cuerpo responde siempre, pero es porque no somos conscientes de la enormidad de procesos que están en marcha.

Considéralo al revés: cuando tratamos a nuestro cuerpo correctamente, los beneficios que obtenemos son apenas perceptibles. El hecho de que no lo sintamos o experimentemos no significa necesariamente que todo esté bien.

En este apartado, demostraré cómo los cambios de humor, las emociones y la sensación de bienestar dependen de la salud de un órgano que seguramente nunca llegaste a pensar que estuviera vinculado a esas funciones *tan elevadas*.

A muchos de nosotros se nos ha dado a conocer como la *fábrica química* de nuestro cuerpo. Pero eso sería banalizar las tareas del hígado, un órgano vital cuyas funciones llegan mucho más allá de lo que seguramente habrías imaginado. La salud de tu hígado tiene una relación muy directa con los procesos digestivos y con la salud de tu sistema nervioso. La compleja interacción de esos procesos impacta directamente en el cerebro, tanto a nivel físico como mental, por lo que lo ideal es que el hígado esté en las mejores condiciones posibles.

Nuestro yo, la manera en que actuamos, nos relacionamos con los demás, nuestro temperamento, nuestros deseos, nuestro nivel de paciencia y de tolerancia y nuestras reacciones frente a los sucesos de la vida están profundamente influenciados por la salud de nuestro sistema nervioso.

Y esto no es algo que la mayoría de nosotros tengamos en cuenta. De hecho, la mayoría de las personas han perdido el contacto con ellas mismas. Le damos tanta importancia a nuestra *mente* y a nuestra *personalidad* que con frecuencia olvidamos que todo lo que experimentamos, incluida la percepción que tenemos de nosotros mismos, de los demás y del mundo en general, tiene una base física y bioquímica.

En este mundo acelerado de hoy día, estamos expuestos a una gran variedad de condiciones estresantes que causan estragos en nuestros organismos. El cerebro es el centro de control del cuerpo, y a menos que cuente con una buena alimentación y unos ciclos regulares de descanso y revitalización, es fácil que nos sintamos sobrepasados y desequilibrados. El nerviosismo constante, la ansiedad, la impaciencia, la rabia, la irritabilidad, la agresividad, la depresión, etc., son todos indicadores de que nuestro sistema nervioso está totalmente sobrepasado.

Las células cerebrales son por lo general totalmente capaces de producir la gran cantidad de neuropéptidos (potentes hormonas cerebrales) que necesitan para cumplir con las complejas tareas que realizan día tras día, año tras año. Sin embargo, su alimentación depende de la continua administración de nutrientes necesarios para producir esas hormonas.

Lamentablemente, la agricultura moderna está acabando prácticamente con los nutrientes básicos de la tierra y los está sustituyendo por venenos químicos (pesticidas). Los métodos modernos del procesamiento de alimentos contribuyen a las carencias nutricionales tan extendidas en los países industrializados.

Sin embargo, gran parte de las carencias nutricionales siguen siendo resultado de un mal funcionamiento del sistema digestivo, y especialmente del hígado. El cerebro puede funcionar bastante tiempo con nutrientes pobres, pero el precio que se paga incluye cansancio, falta de energía, cambios de humor, depresión, nauseas, achaques, dolores y malestar general. Las carencias nutricionales extremas pueden manifestarse en trastornos mentales como esquizofrenia, autismo y alzhéimer.

La salud del sistema nervioso, que incluye el cerebro, la médula espinal, los nervios de la columna y del cráneo y las funciones autónomas, depende en gran parte de la calidad de la sangre. La sangre está compuesta por plasma y células, y el plasma está formado por agua, proteínas, sales minerales, hormonas, vitaminas, nutrientes, material de desecho, anticuerpos y gases. Hay tres tipos de células sanguíneas: células blancas (leucocitos), células rojas (eritrocitos) y plaquetas (trombocitos). Cualquier anomalía en la sangre afecta al sistema nervioso y también al resto del organismo.

Los tres tipos de células sanguíneas se producen en la médula ósea, la cual se nutre y mantiene gracias a los nutrientes que recibe del sistema digestivo. Los cálculos o piedras en el hígado obstaculizan la digestión y la asimilación de los alimentos, lo que hace que el plasma de la sangre contenga un exceso de sustancias de desecho y reduce la cantidad de nutrientes de la médula ósea. Esto, a su vez, altera el equilibrio de los constituyentes de las células sanguíneas, afecta las sendas hormonales y ocasiona respuestas anómalas en el sistema nervioso.

Gran parte de las enfermedades relacionadas con el sistema nervioso tienen su origen en una inadecuada formación de la sangre, ocasionada por una disfunción hepática y resultante de un desequilibrio en la población bacteriana de los intestinos.

Cada una de las numerosas funciones hepáticas influye directamente en el sistema nervioso, especialmente en el cerebro. Las células del hígado transforman el glucógeno (azúcar complejo) en glucosa, la cual, junto al oxígeno y el agua, constituye uno de los nutrientes más importantes del sistema nervioso. La glucosa cubre gran parte de las necesidades energéticas del sistema.

Aunque el cerebro constituye tan sólo el 2 % del peso del cuerpo, contiene alrededor de un 20 % del volumen total de sangre de nuestro organismo. Utiliza enormes cantidades de glucosa. Las piedras en el hígado pueden llegar a reducir extraordinariamente el suministro de glucosa que necesita el cerebro y el resto del sistema nervioso, lo cual puede afectar al funcionamiento de los órganos, de los sentidos y de la mente.

¿Te has sentido alguna vez totalmente falto de energía sin razón aparente? El motivo es un corte temporal en el suministro de glucosa a las células. En la primera etapa de ese desequilibrio, puede que sientas un deseo irrefrenable por algunos alimentos, especialmente dulces o hidratos de carbono, y experimentes frecuentes cambios de humor o estrés emocional.

Pero hay otros problemas más serios derivados de la formación de piedras en el hígado. Este órgano produce proteínas del plasma y la mayoría de los factores de coagulación de la sangre. La presencia de piedras en los conductos biliares del hígado inhibe enormemente esas importantes funciones. Cuando disminuyen los factores de coagulación de la sangre, disminuye también el número de plaquetas y pueden darse hemorragias espontáneas.

Si una de esas hemorragias tiene lugar en el cerebro, puede producirse una destrucción de tejido cerebral, una parálisis o la muerte. La gravedad de una hemorragia puede estar determinada por desencadenantes como la hipertensión y el abuso de alcohol. La disminución de las plaquetas puede ocurrir también cuando la producción de células nuevas no va a la par con la destrucción de células dañadas o gastadas. Esto sucede cuando las piedras impiden el suministro de sangre a las células del hígado.

La vitamina K es otro elemento esencial para la síntesis de los factores de coagulación. Se trata de una vitamina liposoluble almacenada en el hígado. A fin de absorber grasa en los intestinos, el cuerpo necesita sales biliares, las cuales consigue por medio de las secreciones biliares. Las piedras en el hígado y en la vesícula biliar obstruyen en flujo biliar, lo cual lleva a una mala absorción de las grasas y a la consecuente carencia de vitamina K.

Como se ha dicho anteriormente, las piedras en el hígado pueden dar lugar a trastornos en el sistema vascular. Cuando la sangre sufre cambios y se vuelve demasiado espesa, los vasos sanguíneos empiezan a endurecerse y se deterioran. Si se forma un coágulo sanguíneo en una arteria dañada o inflamada, es posible que parte de ese coágulo (émbolo) se aloje en una arteria pequeña distante y obstruya el flujo sanguíneo, causando una isquemia e infarto. Cuando la isquemia tiene lugar en una arteria cerebral se denomina apoplejía.

Las alteraciones circulatorias afectan al cerebro y al resto del sistema nervioso. Los trastornos de las funciones hepáticas afectan especialmente a los astrocitos, las células que constituyen el principal tejido de sostén del sistema nervioso central. Esta alteración produce apatía, desorientación, aturdimiento, delirio, rigidez muscular y coma en casos extremos.

El material de desecho bacteriano absorbido por el colon, a menos que sea desintoxicado por el hígado, puede llegar a las células del cerebro por vía sanguínea. Hay otros desechos, como el amoníaco, que pueden llegar a alcanzar concentraciones tóxicas y cambiar la permeabilidad de los vasos sanguíneos del cerebro, reduciendo por consiguiente la efectividad de la barrera sangre-cerebro. Ello puede dar lugar a que ciertas sustancias nocivas lleguen al cerebro y produzcan aún más daños.

La atrofia de los tejidos nerviosos, principal causa de la demencia o el alzhéimer, sucede cuando un gran número de neuronas cerebrales dejan de recibir el alimento necesario. Limpiar los órganos de eliminación de desechos y mejorar la nutrición son algunos de los tratamientos más potentes para detener, controlar e incluso revertir las enfermedades neurológicas.

El hígado controla también la digestión, la absorción y el metabolismo de las sustancias grasas del cuerpo. Los cálculos biliares alteran el metabolismo de las grasas y alteran a los niveles de colesterol en sangre. El colesterol es un constructor esencial para nuestras células y juega un papel fundamental en el metabolismo celular. Nuestro cerebro está formado por más de un 10 % de colesterol puro. El colesterol es importante para el desarrollo del cerebro y sus funciones, además protege los nervios de daños o heridas.

El desequilibrio en las grasas sanguíneas y en los niveles de colesterol puede afectar profundamente al cerebro y al sistema nervioso, y ello causar cualquier tipo de enfermedad. Eliminar las piedras del hígado y de la vesícula aumenta la cantidad de nutrientes que llegan a las células, rejuvenece el sistema nervioso y mejora todas las funciones corporales. También puede reducir el riesgo de sufrir alzhéimer. (Para más información sobre la limpieza del hígado y de la vesícula, véase mi libro *Limpieza hepática y de la vesícula*, de Ediciones Obelisco).

La verdad sobre el colesterol LDL y las estatinas

La sabiduría popular siempre supera la medicina convencional, sin embargo, esta última nos ha vendido muchísimas creencias erróneas. Lo más probable es que hayas oído hablar del colesterol *bueno* y el colesterol *malo* (el HDL: High Density Lipoprotein, lipoproteínas de alta densidad; y el LDL: Low Density Lipoprotein, lipoproteínas de baja densidad). Pues bien, te sorprenderá saber que el colesterol *malo* puede ser en realidad bueno para ti. Se trata de grasas esenciales que ayudan a mantener una buena función del cerebro y que protegen a éste del envejecimiento y de desarrollar la enfermedad de Alzheimer.

Un estudio llevado a cabo en el Instituto Taub de la Universidad de Columbia, y publicado en *Archives of Neurology*, demostró que en 1100 adultos de más de 65 años, los niveles más altos de colesterol total estaban vinculados con un menor riesgo de sufrir alzhéimer.

Esto contradice el punto de vista de la industria médica sobre la peligrosidad del colesterol. El colesterol es beneficioso para nuestra salud y bienestar en muchos aspectos, es fundamental para la salud del sistema nervioso, pues las neuronas lo necesitan para reproducirse. Asimismo es necesario para la producción de numerosas hormonas, como el estrógeno, la testosterona, la progesterona y la cortisona, hormonas que dirigen muchas funciones corporales que contribuyen directamente a la salud neurológica.

Una sobreproducción de colesterol es ciertamente dañina e indica que los procesos metabólicos están descompensados. Sin embargo, en vez de corregir esos procesos modificando la dieta, los hábitos y el estilo de vida, solemos ponernos en manos de médicos prestos a recetarnos fármacos para tener *buena salud*.

Los tipos de fármacos que más se recetan para disminuir el nivel del colesterol son las estaninas, las cuales funcionan inhibiendo una enzima que produce colesterol en el hígado. Aunque no hay nada divertido en el abuso de fármacos de los grandes laboratorios, hay algo que quizás te divierta saber. ¿Sabías que, de igual modo que los libros y la música en las listas récords de ventas, el atorvastatin, una estatina, llegó a ser un fármaco *bestseller* en el año 2003? Pues sí, fue el medicamento farmacéutico más vendido de la historia.

Animadísimos por su éxito, los laboratorios farmacéuticos dieron un gran impulso a las estatinas, y desde 2010 ha habido tantas estatinas en el mercado que incluso a los médicos les cuesta mantenerse al día acerca de las nuevas elaboraciones.

Pero hay algo que da que pensar. El mercado norteamericano de las estatinas se triplicó cuando el Programa Nacional de Educación del Colesterol revisó sus directrices y recomendó ese fármaco para la principal prevención de la enfermedad cardiovascular oclusiva. Si bien el citado programa realizó pruebas aleatorias para respaldar la terapia de principal prevención con estatinas, un informe publicado en la revista *Lancet* afirmaba: «Ninguno de los estudios avalan esas pruebas».

Poco tiempo después, los periodistas de investigación descubrieron que 8 de cada 9 médicos de ese programa habían recibido compensaciones económicas de los fabricantes de estatinas para que las recomendaran. ¿Por qué no nos sorprende?

Dejando de lado la naturaleza antiética de la recomendación, esos 8 médicos intentaron crear otro mito: que un medicamento puede ser el medio principal para prevenir una enfermedad cardiovascular. Fíjate en el uso de la palabra «principal».

Más allá de las argucias y de las falsas declaraciones de la industria farmacéutica sobre el uso de las estatinas, está la triste realidad de que esos medicamentos tienen serios efectos secundarios. Entre los más frecuentemente experimentados se hallan: daños en el hígado (qué irónico), confusión y pérdida de memoria, debilidad muscular y diabetes tipo 2. Además inhiben la producción de la importantísima vitamina D.

Curiosamente, la industria farmacéutica ha creado el mito de que las estatinas pueden también ayudar a tratar el alzhéimer o aminorar el riesgo de sufrirlo. Lo basó en algunos estudios anteriores llevados a cabo con animales. Los estudios con humanos –también engañosos–, vinculaban los medicamentos para hacer descender el nivel de colesterol con una menor incidencia, basándose en la idea de que esos fármacos pueden reducir la inflamación que se cree contribuye al desarrollo del alzhéimer.

Después ha habido otros estudios que han intentado reproducir el mismo efecto, pero han fracasado. El doctor James Wright de la Universidad de British Columbia afirmó en las tendencias de investigación realizadas: «No hay pruebas concluyentes de que las estatinas eviten el alzhéimer».

Otro estudio subvencionado por el Instituto Nacional de Envejecimiento y publicado en la revista *Neurology* observó a unos 1000 pacientes, todos ellos tenían más de 75 años y al inicio del estudio ninguno mostraba signos de demencia. Los investigadores descubrieron que el uso de las estatinas en unos 200 pacientes que desarrollaron alzhéimer fue el mismo que en el resto de los participantes del estudio.

Ya que estamos siendo tan claros, permíteme que repita esto: no existe en absoluto prueba alguna que indique que el uso de las estatinas pueda reducir el riesgo de desarrollar la enfermedad de Alzheimer.

¡Stop a las descargas de adrenalina!

¿Has oído eso de que «el estrés puede volverte loco?». Esa pregunta nos lleva a otra: ¿cuántos de nosotros hemos dejado de pensar en los efectos a largo plazo del estrés sobre la salud? Y no me refiero sólo a la salud física. El estrés crónico y prolongado puede afectar también a la memoria.

¿Y cómo? A corto plazo, las hormonas del estrés parecen agravar rápidamente la formación de las placas beta-amiloides y las lesiones cerebrales vinculadas a la enfermedad de Alzheimer. Según un estudio publicado en el *Journal of Neuroscience*, los investigadores de la Universidad de California en Irvine inyectaron dexametasona, un glucocorticoide sintético (similar al cortisol, la hormona natural del estrés), en ratones jóvenes durante siete días. Descubrieron que la presencia de las beta-amiloides en los ratones era un 60 % mayor que en el grupo de ratones del control que no había recibido ninguna inyección.

La cantidad de hormonas inyectadas en los ratones era proporcional a la cantidad que los seres humanos producen bajo una situación de estrés. La diferencia fue impresionante: una semana después de las inyecciones, los ratones de 4 meses de edad mostraron lesiones cerebrales similares a las de los ratones de 8 o 9 meses que no habían sido inyectados. Y en los ratones de 13 meses de edad que ya mostraban lesiones cerebrales, las inyecciones aceleraron significativamente el desarrollo de éstas.

Esto no sólo significa que controlar el estrés es una parte fundamental del mantenimiento de una buena salud en los años «dorados», significa también que tenemos que ser conscientes de que muchos de los medicamentos que suelen recetarse a las personas mayores contienen glucocorticoides. Resulta probable que esos fármacos aceleren el deterioro cognitivo, especialmente en pacientes que ya han desarrollado las primeras fases del alzhéimer.

El estrés agudo (a corto plazo, en forma de respuesta «lucha o huida») puede salvarte la vida, pero el estrés crónico (a largo plazo, debido a factores estresantes repetidos o a la depresión) puede causar un gran impacto en la salud y daños permanentes. Las investigaciones realizadas demuestran que el estrés prolongado puede reducir zonas del cerebro como el hipotálamo, al cual se le denomina *glándula maestra*, por las muchas funciones que controla.

El estrés crónico afecta también al cerebro liberando unos potentes neurotransmisores, sustancias químicas transmisoras de señales, como la dopamina y la epinefrina (también llamada adrenalina) y el cortisol. Éste afecta a los sistemas corporales y aumenta el ritmo cardíaco, lo que a su vez afecta a los pulmones y al sistema circulatorio.

El flujo sanguíneo puede aumentar de un 300 a un 400 %, la presión arterial asciende y la respiración se vuelve más rápida. La boca y la garganta se secan, y la piel queda fría y húmeda, pues el flujo sanguíneo se desvía para poder sostener los tejidos musculares y del corazón. También la actividad digestiva se ve alterada.

Una vez más, cabe señalar que, a corto plazo, esa respuesta puede salvarte la vida, pero a largo plazo puede causar estragos en tu salud. Incorporar a tu vida técnicas de reducción del estrés, como el yoga, la meditación, actividades relajantes como leer o escuchar música suave, o simplemente respirar profundamente de vez en cuando puede significar a la larga una gran diferencia para tu salud y bienestar general.

¡Pero no te conviertas en un mueble! Al igual que otras partes del cuerpo, el cerebro necesita hacer ejercicio para mantenerse en forma y trabajar con precisión y claridad. Piensa en un pasatiempo que incentive tu mente, como jugar al ajedrez o al Scrabble, hacer sudokus, tocar un instrumento musical o pintar. Esas actividades no sólo te ayudarán a reducir el nivel de estrés, sino que además estimularán tu cerebro de manera positiva. Tu mente te lo agradecerá en los años venideros.

Lo que ocurre con el estrés es que el cerebro y el cuerpo no distinguen entre el estrés *positivo* y el *negativo*. Dado que el cuerpo siempre busca el equilibrio, cualquier cosa que te saque de ese punto lo interpreta como *estrés*. La gente que lleva una vida frenética, aunque la disfruten, o quienes estén constantemente *en marcha*, aunque sea por diversión y placer, están sujetos a un estrés crónico. Eso es algo en lo que debemos pensar: ¿es posible que un exceso de algo bueno no sea tan bueno?

La importancia de dormir bien

Dormir poco de manera habitual está más vinculado al desarrollo del alzhéimer de lo que se cree. El doctor Yo-El Ju, de la Facultad de Medicina de la Universidad de Washington, en Saint Louis, declaró en un estudio: «La mala calidad de sueño parece estar vinculada a la formación de placas amiloides –un distintivo de la enfermedad de Alzheimer– en el cerebro de personas con problemas de memoria».

En ese estudio, los científicos observaron los patrones de sueño de 100 personas con edades comprendidas entre los 45 y los 80 años completamente libres de síntomas de demencia alguna. Para igualar las condiciones de los participantes, la mitad de los pacientes tenían un historial familiar de alzhéimer y la otra mitad no.

Tras estudiar los patrones de sueños descubrieron que el 25 % de los individuos mostraban signos de placas beta-amiloides. Aunque dormían 8 horas diarias, debido a un sueño interrumpido, finalmente el descanso se reducía a 6 horas y media. Los participantes que no se despertaban frecuentemente durante la noche eran 5 veces menos propensos a mostrar placas amiloides que los que dormían mal o menos de 7 horas.

De modo que por muy tentador que sea escatimarle unas horas al sueño, no cedas a ello. Asegúrate de dormir al menos 8 horas diarias. No sólo te sentirás mejor y tendrás más energía a corto plazo, a la larga cosecharás beneficios.

¿Tomas suficiente sol?

Ya hemos hablado de la importancia de la vitamina D, la importantísima vitamina que tu organismo sólo puede sintetizar por medio de los rayos ultravioletas de la luz solar. Es indiscutible que la vitamina D es una de las vitaminas más importantes del organismo. Ahora, las investigaciones realizadas indican que puede contribuir a otro proceso fundamental: la prevención e incluso la eliminación de las placas amiloides del cerebro.

Hace tiempo que se cree que la falta de vitamina D juega un papel importante en el alzhéimer y también en los preocupantes problemas de memoria relacionados con la edad. Un estudio dirigido por científicos de la Universidad de Tohoku, Japón, concluyó que la eliminación del cerebro de las placas beta-amiloides dependen de la vitamina D.

En el estudio, los científicos inyectaron la vitamina en ratones con placas beta-amiloides en el cerebro, y descubrieron que la terapia era muy efectiva en cuanto a la reducción de la inflamación del cerebro de los animales, de hecho ayudaba a eliminar esas placas.

La carencia de vitamina D puede ocasionar numerosos y graves problemas de salud, además del riesgo de sufrir alzhéimer. El cuerpo fabrica este nutriente –importantísimo para los huesos y la salud del sistema inmunitario, además del bienestar emocional y psicológico–, principalmente sintetizando luz solar a través de la piel. Un nivel bajo de vitamina D puede llegar a favorecer el desarrollo de cánceres, cardiopatías, diabetes y esclerosis múltiple.

Si eres una de esas muchas personas que experimentan crisis depresivas durante los fríos meses de invierno, no estás solo. Sorprendentemente, se estima que más de un 95 % de los ancianos norteamericanos tienen carencia de vitamina D, es decir, un 10 % más que la población general de ese país, que es del 85 %. Eso por si aún necesitaras otra razón más para disfrutar del sol.

Los medicamentos para combatir el alzhéimer pueden empeorarlo

La Big Pharma ofrece diferentes medicamentos que supuestamente palían los síntomas del alzhéimer. Sin embargo, esos fármacos tienen muchos efectos secundarios. La medicina convencional, en vez de utilizar sustancias naturales conocidas para ayudar a prevenir o tratar la enfermedad, sigue con su cruzada para lanzar una *pastilla milagrosa* sin tener en cuenta los efectos secundarios. A continuación, más detalles sobre algunos medicamentos del mercado que se recetan s los pacientes de alzhéimer.

El donepezilo (de nombre comercial de Aricept) tiene efectos secundarios que no pueden tolerar el 26 % de las personas que lo usan. Los inhibidores del Donepezilo permiten que ciertos neurotransmisores se descompongan por completo y proporciona a los pacientes un estímulo temporal en las funciones cognitivas y la memoria, pero sólo les ofrece un alivio pasajero, no trata la enfermedad y ni siquiera ralentiza su desarrollo.

Hay otro medicamento, Namenda, que tiene numerosos y similares efectos secundarios, y también ofrece soluciones sólo a corto plazo sin permitir revertir o detener el progreso de la enfermedad. Ambos medicamentos deben tomarse continuamente para conseguir un alivio temporal, pero sus efectos secundarios lo hacen difícil.

Entre los efectos secundarios de esos dos fármacos se encuentran arritmias, presión arterial alta, mareos, diarreas, vómitos, estreñimiento, visión borrosa, cataratas, enfermedades renales, ataques de corazón y apoplejías.

En realidad, los medicamentos contra el alzhéimer pueden hacer más mal que bien, funcionan seleccionando las placas beta-amiloides que se muestran en el cerebro de los pacientes de alzhéimer. Pero, curiosamente, la industria médica no se molesta en aclarar si esas placas ocasionan realmente la enfermedad o si son simples síntomas, quizás un intento de protección del propio organismo.

En su constante intento de curarse, un cuerpo enfermo sacará todas sus defensas para restablecer su equilibrio. Dado que los procesos bioquímicos están ya desequilibrados, ese intento es contraproducente. Como resultado, los síntomas de la enfermedad aparecen incluso mientras el cuerpo intenta, aunque sin éxito, atenuar la enfermedad.

Por extraño que parezca, la enfermedad es el último recurso del cuerpo para autocurarse. Si la enfermedad no aparece, en el cuerpo puede desencadenarse un caos bioquímico que lleva a una muerte segura. Tal es el poder y la fuerza del instinto de supervivencia.

Sigue leyendo manteniendo eso en mente. Un innovador estudio de la Universidad de California, en San Diego, demostró que esas placas de beta-amiloides pueden formar parte de los procesos del propio organismo por reducir (defendiéndose) la enfermedad de alzhéimer.

En el estudio, el nanobiofísico Ratnesh Lal y sus colegas combinaron simulaciones tridimensionales por ordenador con imágenes celulares de las proteínas de las membranas en alta resolución, grabaciones electrónicas varios ensayos celulares para localizar la función de esas sustancias. En términos profanos, los científicos consiguieron unas buenas imágenes de cómo funcionan las beta-amiloides en el cerebro.

Los resultados mostraron que los fármacos dirigidos a esas placas beta-amiloides crearon también unos canales de iones activos que hicieron que las células cerebrales alojaran grandes niveles de iones de calcio, y que finalmente destruyeran las neuronas necesarias para la memoria.

Esos descubrimientos suponen un mazazo para la creencia de que las placas beta-amiloides, que contienen neuronas dañadas envueltas por los depósitos de proteínas beta-amiloides, son la causa del alzhéimer. Existe una verdadera posibilidad de que eso no sea más que la respuesta del organismo frente a los agentes estresores lo que hace que el cerebro se deteriore. Ello explicaría también por qué a menudo los fármacos para el alzhéimer acentúan los síntomas después de que desaparezca su efecto a corto plazo.

Los peligros de los antipsicóticos

Otra amenaza farmacéutica para los pacientes con alzhéimer es que a menudo se les recetan medicamentos antipsicóticos (neurolépticos) para controlar los síntomas que sufren, que pueden ser agresividad extrema, confusión y otros comportamientos desalentadores.

Si bien la FDA no ha aprobado esos medicamentos para tratar el alzhéimer, y a pesar de las numerosas advertencias contra su uso, los médicos siguen prescribiéndolos *sin receta*, a su discreción. En Estados Unidos, entre un 30 y un 60 % de las personas ingresadas en residencias de mayores toman fármacos antipsicóticos. Pero según un estudio publicado en la revista inglesa *Public Library of Science Medicine*, esos medicamentos pueden empeorar los síntomas del alzhéimer.

En ese estudio, financiado por la organización sin ánimo de lucro Alzheimer's Research Trust, los investigadores observaron a 165 pacientes de alzhéimer de diferentes residencias del Reino Unido que ya tomaban neurolépticos para comprobar los efectos de la medicación en la progresión de la enfermedad.

La mitad de los pacientes siguieron tomando neurolépticos, como Risperal, Seroquel y Zyprexa, mientras que a la otra mitad se les administró un placebo. Los científicos descubrieron altos índices de deterioro verbal en el grupo de los neurolépticos al cabo de tan sólo seis meses de haber empezado el estudio. Asimismo, observaron un índice mayor de defunciones que en el grupo del placebo.

Con el tiempo, la diferencia entre los dos grupos se fue haciendo más pronunciada: a los 24 meses, los índices de supervivencia de los pacientes tratados con antipsicóticos pasó a ser del 46%, frente a un 71% en pacientes con placebo. A los 36 meses, el porcentaje era de un 30 frente a un 59%. Al cabo de tres años, sobrevivían menos de un tercio de los pacientes que tomaban antipsicóticos, frente a casi dos tercios de pacientes que tomaban placebo.

Entre otros efectos secundarios de esos medicamentos se encuentran las apoplejías y las infecciones pulmonares. Por otra parte, los científicos no encontraron que los fármacos produjeran beneficios a largo plazo en aquellos pacientes con problemas de conducta de leves a moderados debido a su enfermedad.

Es, pues, totalmente cuestionable el hecho de que se sigan recetando tanto esos medicamentos a los pacientes de alzhéimer. No es una solución aceptable que a pacientes con demencia y alzhéimer que pueden mostrarse agresivos, agitados o sobrepasados para enfrentarse a esas dolencias se les sede con medicamentos que sólo harán que enfermen más.

El doctor Clive Ballard del King College de Londres, que dirigió el estudio, escribió: «Los resultados remarcan la necesidad de buscar alternativas menos dañinas para el tratamiento a largo plazo de los síntomas que afectan al comportamiento de los pacientes con alzhéimer». Y añadió a esta afirmación: «Por el momento los antipsicóticos aún ocupan un lugar determinado en el tratamiento del alzhéimer, especialmente en el caso de agresividad grave, pero la gran preocupación en torno a esos fármacos que ha demostrado nuestra investigación pone de relieve la necesidad urgente de poner fin a unas prescripciones innecesarias y prolongadas».

Así pues, en las *soluciones* que da la Big Pharma para la creciente incidencia de la enfermedad de Alzheimer, la cura es peor que la enfermedad. Por otra parte, existen un buen número de remedios naturales para esta enfermedad que no tienen efectos secundarios y pueden realmente ralentizar, detener o incluso revertir su progresión.

Entonces ¿qué es lo que reduce el alzhéimer?

Como muchas otras enfermedades, el alzhéimer es una afección compleja. No existe una solución rápida ni sencilla para ella. Uno no puede librarse de ella tomándose una píldora y ya está; y ningún caso de alzhéimer es igual a otro. Es necesario comprender todos los factores que pueden contribuir a su desarrollo y, después, hacer todo lo posible por abordarlos.

El alzhéimer es una enfermedad del cerebro neurodegenerativa e inflamatoria asociada a la pérdida de neuronas (muerte de células cerebrales), a los depósitos de placas beta-amiloides, a una menor producción de energía y al estrés de los radicales libres. Afecta a las áreas del cerebro responsables del aprendizaje y de la memoria, pero no está limitada a esas zonas. La pérdida grave de la memoria y la demencia progresiva son los signos y síntomas característicos de esta enfermedad.

Las placas beta-amiloides en el cerebro, tan estrechamente relacionadas con el alzhéimer, tienen una función. Son péptidos, esencialmente unas cadenas lineales de aminoácidos (proteínas) que llevan a cabo un buen número de funciones en el organismo. Es lamentable, aunque no demasiado sorprendente, que la Big Pharma y la medicina convencional se hayan cerrado en torno a la idea de que las placas beta-amiloides son la principal causa de la enfermedad, y no un síntoma. Es el clásico caso de correlación frente a causalidad.

Los péptidos como las beta-amiloides tienen varias e importantes propiedades. La primera es la de proteger al organismo del estrés oxidativo y del deterioro de los radicales libres, no muy distinto al papel de los antioxidantes de los superalimentos. Además regulan el transporte del colesterol y matan las bacterias de las zonas inflamadas del cuerpo. Dicho de otro modo, son parte de la respuesta natural del cuerpo frente a la inflamación.

De modo que la razón por la que las placas beta-amiloides del cerebro están tan estrechamente relacionas con el alzhéimer es ésta: son el intento del organismo por luchar contra la inflamación en el cerebro que causa su neurodegeneración. Las placas beta-metaloides no aparecen de la nada, invaden el cerebro y empiezan a colapsar sus tejidos. No son la causa de la enfermedad, tan sólo son parte de sus síntomas.

No es de extrañar que la medicina convencional insista en sus investigaciones en atacar a las placas beta-amiloides. Lo cierto es que no tiene ni la menor idea de la causa principal de la enfermedad. Como es de esperar, a los grandes laboratorios farmacéuticos tan sólo les interesa aquello que les ayude a desarrollar y comercializar sus productos, no a mantener a la gente sana. Su objetivo está en las placas beta-amiloides porque éstas son algo tangible que puede tratar con medicación farmacéutica, con un gran coste financiero para los pacientes. No dejes ni por un segundo que te tomen el pelo, el auténtico problema, la causa principal de esta devastadora enfermedad que ataca a la mente, es la inflamación.

Dicho de manera simple, el alzhéimer es el resultado de una sobrecarga tóxica: toxinas medioambientales, una mala dieta o digestión que lleva a una gradual carencia de nutrientes esenciales; otras toxinas, como el caso de los medicamentos farmacológicos; traumas mentales, o una simple falta de uso de la mente. Todo esto hace que las células cerebrales se degeneren y finalmente mueran a un ritmo excepcionalmente anómalo.

Con ello se origina una pérdida de la función cerebral mayor de la que se presencia durante el normal envejecimiento.

Al igual que la falta de actividad lleva a que los músculos disminuyan y pierdan funcionalidad, la inactividad cerebral contribuye con el tiempo a la pérdida de la capacidad cognitiva. Cada uno de los factores de los que hemos hablado hasta ahora contribuye al desarrollo de los síntomas del alzhéimer.

El lado espiritual de la enfermedad

Como he indicado al inicio de este capítulo, siempre he creído que, además de su componente físico, cada enfermedad tiene un aspecto espiritual, y el alzhéimer no es una excepción. Las personas no *pillan* alzhéimer de manera accidental, se trata de algo controlado por su mente incosciente. La base espiritual del alzhéimer es a la vez individual y social.

A nivel individual, pueden darse muchos factores emocionales: decepciones, contratiempos, conflictos y otras situaciones de estrés que pueden llegar a un punto en el que la mente desconecta y se queda sin respuesta. Cada pensamiento, cada sentimiento y cada emoción desencadena en el cerebro unos cambios bioquímicos que afectan después al resto del organismo. Todo cambio en el cerebro tiene que ver con un cambio en la actitud, autorrespeto, autoaceptación o respuesta frente a un conflicto.

Así pues, cuando un individuo no puede controlar el suceso o la emoción que el está ocasionando un gran estrés, rabia, resentimiento o culpa, éstos contribuyen a un funcionamiento anómalo de su organismo. Puede ser un suceso traumático no resuelto enteramente, o un asunto pendiente, la cosa es que la mente, consciente o inconscientemente se encierra en sí misma en vez de hacer frente a la realidad de la situación. Cuando una persona siente que algo es demasiado doloroso para tomar conciencia de ello, es posible que, de manera intencional o no, ignore el suceso.

Sólo se pueden asimilar y dejar atrás los traumas del pasado y dar por zanjado el asunto mitigando el estrés y el sufrimiento. De otro modo, el estado de la persona empeorará y la mente intentará cada vez más distanciarse del problema resistiéndose o evitándolo.

En gran parte, la enfermedad de Alzheimer es también un reflejo de lo que está sucediendo hoy día en el mundo. Aunque puede parecer obvio que no somos meras máquinas, que no podemos solucionar los problemas con unos *parches* y unos cuantos ajustes, los humanos solemos adoptar esa actitud en lo que a la salud se refiere.

Nuestros cuerpos tienen una extraordinaria capacidad de mantenerse por sí mismos, y una de las cosas más importantes que podemos hacer por nuestra salud es sencillamente ayudar a nuestro organismo a cumplir con esa capacidad, en vez de recurrir a intervenciones artificiales que interrumpen los procesos naturales y crean más problemas de lo necesario.

Aun así, gran parte de la sociedad parece creer fervientemente que la naturaleza no es buena para nosotros. Millones de personas evitan el imprescindible sol, se privan de horas de sueño, cambian los alimentos naturales e integrales por la comida basura y después se preguntan por qué se sienten tan cansados, enfermos y abatidos. Está claro que tenemos un problema.

Debido a esa actitud, hay mucha gente en este planeta que básicamente se está suicidando poco a poco. La sobremedicación, la obesidad, las toxinas medioambientales, los trastornos emocionales, la malnutrición y la falta de actividad hacen que millones, incluso miles de millones, de personas estén demasiado *atascadas* para funcionar adecuadamente. A la larga eso se manifiesta en enfermedades crónicas como el cáncer, las enfermedades del corazón y, sí, también el alzhéimer.

Es realmente una pena que hoy día no se aborde la enfermedad de Alzheimer desde un enfoque espiritual y holístico. Pero la buena noticia es que tú puedes hacer muchas cosas para responsabilizarte de tu salud. Sólo por que la medicina tradicional crea que no puedes, no te sientas como si estuvieras a merced de una enfermedad debilitadora.

En el siguiente capítulo, hablaremos del modo en que puedes prevenir, e incluso revertir, el alzhéimer. No tienes que sentirte desesperanzado, tú y sólo tú eres el responsable de tu salud.

3
PREVENIR EL ALZHÉIMER ANTES DE QUE APAREZCA

En lo que concierne a la salud, lo cierto es que es tan fácil mantenerla como destrozarla. El cuerpo mantiene o intenta mantenerse siempre equilibrado y estable, y cada vez que nos alejamos demasiado de esa estabilidad, nos recuerda con señales y síntomas que nos hemos alejado de la ruta.

Lamentablemente, muchas personas a menudo optan por retar al organismo con circunstancias extenuantes, buscan sus límites, le niegan la nutrición que requiere, se exponen ellas mismas a radiaciones y sustancias químicas dañinas y alteran su bioquímica interna con actitudes y estados emocionales negativos. Y, como he mencionado anteriormente, el que esos efectos dañinos sean a nivel celular y no se perciban no quiere decir que no estén sucediendo.

No es difícil *sintonizar* con nuestro cuerpo y sus necesidades. Cuando uno empieza a sensibilizarse respecto a su salud tiene lugar el inicio de una transformación sorprendente: percibe el milagro de estar empezando instintivamente a respetarse por completo, salud incluida.

Pero somos animales de costumbres y lo más difícil es romper con patrones insanos y crear unos nuevos. Pero, créeme, una vez llegas a hacerlo de manera sistemática no sólo empiezas a percibir un cambio en tu salud, sino que también desarrollas un nuevo respeto por la vida.

Si bien estar sanos implica una transformación total respecto al modo de contemplar tu salud y tu bienestar, el tema que tratamos a continuación se centra específicamente en la prevención del alzhéimer.

La neurodegeneración que lleva al alzhéimer y a todos sus síntomas –placas de beta-amiloides, demencia, deterioro cognitivo, desconcierto, etc.– puede empezar a aparecer hasta 10 e incluso 20 años antes que los síntomas. Por ello, en cuanto al alzhéimer se refiere, es especialmente importante tener una actitud proactiva. Es mucho más fácil prevenir una enfermedad que enfrentarse a ella después de su aparición, sobre todo cuando ha pasado mucho tiempo entre su inicio y la aparición de los síntomas.

Existen realmente cientos de maneras de empezar a protegerte de esta temible y progresiva enfermedad, y todas ellas tienen que ver con lo que introduces en tu cuerpo y en cómo lo cuidas. No creas a la Big Pharma cuando afirma que tú no puedes hacer nada. Se tenga la edad que se tenga, nunca es demasiado tarde para hacerse uno cargo de su propia salud.

En realidad, existe un estudio que indica que al menos la mitad de los casos de alzhéimer son totalmente prevenibles. Si alguna vez has visto cómo un familiar se iba apagando y perdiendo sus capacidades cognitivas, sabrás lo importante que es la prevención. El estudio, dirigido por la doctora Deborah Barnes, una investigadora de la salud mental del Centro Médico VA de San Francisco, recopiló datos provenientes de estudios de todo el mundo de cientos de miles de pacientes.

Los investigadores del estudio descubrieron que entre los factores de riesgo de alzhéimer más modificables estaban una inadecuada educación, el tabaquismo, la inactividad física, la depresión, la hipertensión en la madurez y la diabetes. Estos factores por separado estaban vinculados con 17,2 millones de casos de alzhéimer en todo el mundo: un 51 % del total en el planeta.

Y, por si no te has dado cuenta, te diré que cada uno de esos factores son totalmente prevenibles. «Cuando cambias el factor de riesgo, cambias el riesgo». En este capítulo, hablaremos de maneras sencillas para empezar a disminuir de inmediato el riesgo de contraer alzhéimer.

¿Cuáles son los factores de riesgo?

Como hemos dicho en el capítulo anterior, los factores de riesgo se agrupan en diferentes categorías: medioambientales, de consumo y de estilo de vida.

Entre los factores de riesgo medioambientales se encuentran las toxinas del aire, como el caso de la polución, los nocivos aluminio y mercurio en los productos de cuidado personal, las sustancias químicas de los utensilios de cocina, los productos de limpieza y de otros artículos del hogar y la polución electromagnética proveniente de la tecnología, como por ejemplo los teléfonos móviles.

Entre los riesgos vinculados al consumo se encuentran cosas como una dieta inadecuada, la carencia vitamínica y los fármacos.

Y entre los factores de riesgo del estilo de vida está la falta de ejercicio físico, la falta de sueño, el estrés y la depresión.

La única manera de evitar muchos de esos factores de riesgo es llevar un estilo de vida lo más equilibrado y saludable posible. Opta por tener en tu hogar productos naturales, instalar filtros para el agua, no dormir cerca del teléfono móvil, seguir una dieta equilibrada y evitar los alimentos procesados y los fármacos siempre que sea posible.

Ayuda a tu cuerpo a que se desintoxique por sí mismo estando bien hidratado y tomando alimentos y complementos naturales que le ayuden en ese proceso: el cilantro, el alga chlorella y espirulina son especialmente útiles para eliminar los metales pesados, como el aluminio y el mercurio, del organismo. Mantente activo, positivo, estimula tu mente constantemente y duerme un mínimo de ocho horas diarias.

Estos sencillos pasos son una manera excelente de empezar a prevenir la enfermedad de Alzheimer y otras muchísimas enfermedades crónicas. (Para una información más exhaustiva sobre cómo equilibrar tu vida y mejorar tu bienestar, lee mi libro *Los secretos eternos de la salud*, de Ediciones Obelisco).

Primeros pasos

Hay muchos factores de riesgo de alzhéimer, y también muchas maneras de evitarlo. Tantas, de hecho, que sería realmente abrumador nombrarlas todas. Tal como he escrito muchas veces en el pasado, la enfermedad crónica es el efecto de la acumulación de diversos factores de riesgo. No existe una solución rápida. Huelga decir que el riesgo de sufrir alzhéimer es mayor para quienes además sufren otras enfermedades crónicas.

Por ello, la única manera de protegerse uno mismo es prevenir cualquier enfermedad crónica llevando un estilo de vida saludable que ayude al cuerpo a desarrollar su capacidad de luchar contra la enfermedad y de regenerarse.

Hay mucha gente que cree que el alzhéimer es incurable y que afecta a sus víctimas al azar o, lo que es peor, que se trata de una etapa normal del proceso de envejecimiento. ¡No lo creas ni por un segundo!

Según un estudio publicado en el *Journal of Neuroscience*, una dieta rica en ácido fólico (un tipo de vitamina B que se encuentra en las hojas verdes de las verduras y hortalizas y en los cítricos) protege del deterioro cerebral vinculado a la enfermedad de Alzheimer, e incluso lo revierte.

Otro estudio de esa misma publicación mostraba que los ácidos grasos omega 3, que se encuentran en el pescado, los frutos secos y las semillas de lino, y que fueron administrados en las dietas de ratones de laboratorio, ralentizan los síntomas del alzhéimer. Y otro estudio más publicado en el *New England Journal of Medicine* mostró que en personas de más de 75 años había una menor incidencia de alzhéimer cuando éstas llevaban a cabo actividades tan sencillas como jugar a cartas, resolver pasatiempos, aprender a tocar un instrumento musical, bailar o leer.

Desintoxica tu entorno

Vivimos en un mundo más tóxico que nunca. Entre las sustancias químicas de los productos de higiene personal y de limpieza de la casa, los pesticidas de la fruta y la verdura (por no mencionar la tierra), el flúor del agua, el aluminio de los utensilios de cocina, el mercurio de los empastes dentales, la contaminación industrial y todo lo demás, parece ser que apenas quedan sitios limpios.

En general, parece ser que hemos sustituido las cosas que un día surgieron de la naturaleza, como las plantas, la tierra, los productos de higiene personal hechos con aceites biológicos y jabones puros (en vez de industriales), y limpiadores como el vinagre, que son inocuos, por versiones sintéticas que nos hacen enfermar.

No te sorprenda, pues, saber que ahora es más necesario que nunca eliminar esas toxinas de tu cuerpo, o, si es posible, evitarlas. Ser ecologista está ahora de moda, y es una tendencia que esperamos que siga. Seguir pautas ecológicas y desintoxicar tu vida es indispensable para evitar cualquier enfermedad crónica, alzhéimer incluido.

La ecología permite reconocer los modos en que nuestra salud personal y la tierra se entrelazan. Se trata de un enfoque holístico que admite que no podemos tener una vida saludable, productiva y feliz sin un entorno saludable, productivo y feliz, libre de contaminación, metales pesados y toxinas. Cada paso que emprendas para que eso suceda merece la pena. Hablemos de algunos de los riesgos a los que nos enfrentamos a diario en nuestras vidas.

Cocinas y baños «peligrosos»

A diario utilizamos en nuestras casas montones de productos, pero, actualmente, apenas los hay que no sean una amenaza para nuestra salud. Están presentes en nuestras cocinas, baños, oficinas, alimentos, cosméticos, productos de higiene y otros que usamos para cuidarnos. En un estudio realizado con mujeres, los investigadores examinaron 160 sustancias químicas y detectaron bifenilos policlorados, pesticidas organoclorados, compuestos perfluorados, fenoles, éteres difenílicos polibromados, ftalatos, hidrocarburos policíclicos aromáticos y perclorato en la sangre y los tejidos de prácticamente cada una de las mujeres del estudio.

El estudio se realizó con mujeres porque las mujeres pasan más tiempo haciendo faenas caseras, pero las sustancias químicas son una amenaza para todos porque están en todos sitios:

- Bifenilos policlorados: una sustancia química asociada al cáncer y al daño cerebral durante el desarrollo del feto. Aunque se prohibió en Estados Unidos hace mucho tiempo, sigue contaminando el ambiente en otros países.
- Pesticidas organoclorados: son en su mayoría pesticidas (entre ellos el DDT) comunes en los productos convencionales modernos y en los productos alimentarios. En el organismo, se descomponen lentamente y pueden acumularse en los tejidos grasos. Están asociados al deterioro neurológico, defectos de nacimiento, enfermedad de Parkinson, enfermedades respiratorias, disfunciones del sistema inmunitario, problemas hormonales y cáncer.
- Compuestos perfluorados: los investigadores vinculan estos componentes utilizados en los utensilios de cocina antiadherentes a un menor peso en los recién nacidos, algo que les supone un riesgo en su desarrollo.
- Fenoles: estas sustancias químicas pueden dañar el corazón, los pulmones, el hígado, los riñones, los ojos, y también afectan al sistema endocrino. Se encuentran en los productos de cuidado personal y en los detergentes domésticos.
- Éteres difenílicos polibromados: están en el material ignífugo que se usa en los televisores, los ordenadores, los sofás y otros objetos de la casa; alteran la producción hormonal y pueden causar un gran impacto en el aprendizaje y en la memoria.
- Ftalatos: elementos que alteran el sistema endocrino, se encuentran en muchos suelos vinílicos, detergentes, plásticos, productos de cuidado personal, como jabón, desodorantes y laca para el cabello, bolsas de plástico y embalajes de alimentos, juguetes e incluso bolsas para almacenar sangre y material médico intravenoso.

- Hidrocarburos policíclicos aromáticos: estos agentes químicos son unos carcinógenos potentes que se liberan cuando se quema basura y también gasolina.
- Percloratos: utilizados en la industria de defensa y en la pirotecnia, son unas sales derivadas del ácido perclórico. Puesto que estas sales son hidrosolubles, muchos países están experimentando cada vez más una mayor contaminación medioambiental. Pueden alterar la producción hormonal y la función tiroidea, así como desencadenar problemas de desarrollo en el feto.
- Bisfenol A: otro compuesto que altera el sistema endocrino, y que puede ocasionar daños en el desarrollo del feto. Se encuentra en muchos plásticos, y cada vez son más los consumidores que se están concienciando de que se trata de una peligrosa toxina. En los últimos años, las empresas han empezado a ofrecer plásticos alternativos sin Bisfenol A (BPA) como respuesta a la demanda de los consumidores de productos más seguros. Los defensores de la salud natural han sido advertidos también del estireno, un aditivo químico utilizado en productos como en las tazas de café desechables y en los envases también desechables de alimentos. El Departamento Norteamericano de Salud y Servicios Humanos ha sido largamente presionado por las industrias químicas para que ignoren los riesgos que suponen esas sustancias tóxicas y tan sólo los incluya en la lista de carcinógenos conocidos.
- Policloruro de vinilo (PVC) en las cortinas de ducha: emite un fuerte olor y puede causar graves daños en los sistemas nervioso, reproductor y respiratorio. Su olor procede de sustancias químicas letales, como tolueno, etilbenceno, metil-isobutil-cetona, xileno, acetofenona y cumeno, todos ellos declarados contaminantes por la Agencia de Protección del Medioambiente. Según un artículo publicado en el *New York Sun*: «Estudiada una cortina de baño, pudo comprobarse que libera hasta 108 componentes orgánicos volátiles, algunos de los cuales pueden persistir en el aire cerca de un mes». Para mayor seguridad, sustituye tus cortinas de plástico por cortinas de tela o puertas de cristal.

- Benzoato de sodio: se trata de otra sustancia particularmente peligrosa que se encuentra prácticamente en todas partes. Utilizada como conservante en muchos alimentos, mata las células sanas. Si bien en muchas frutas se encuentra benzoato de sodio de manera natural, su versión química se sintetiza en laboratorio a partir de una reacción de ácido benzoico e hidróxido de sodio. Lamentablemente, es uno de los inhibidores de mohos más barato y efectivo del mercado y, como era de esperar, la FDA (siglas en inglés de Agencia de Alimentos y Medicamentos) insiste en que las cantidades usadas para conservar los alimentos son «seguras». Sorprendentemente, esta toxina puede encontrarse incluso en alimentos catalogados como naturales. Es particularmente peligrosa combinada con la vitamina C o E, como sucede en la creación de benceno, el cual obstruye los nutrientes y priva de oxígeno a las mitocondrias de las células. Si se permite que congestione los tejidos, puede llegar a producir párkinson, degeneración celular y envejecimiento prematuro. No hay ninguna cantidad de benzoato de sodio que sea realmente segura, y la acumulación gradual de esta toxina puede aumentar enormemente el riesgo de desarrollar alzhéimer.

La medida en que estos componentes químicos se han infiltrado en nuestro medioambiente es realmente alarmante. En un estudio llevado a cabo por el Environmental Working Group se examinaron muestras de sangre de recién nacidos y se descubrió que contenían un promedio de 287 sustancias tóxicas (entre ellas mercurio, pesticidas y fluorcarburos PFC). Los fetos, los bebés y los niños son especialmente vulnerables, lo cual ha hecho que haya un mayor índice de malformaciones congénitas, asma, alergias severas y trastornos neurológicos en el desarrollo.

Hornos microondas

¿Te has preocupado alguna vez por lo que las ondas microondas producen en el agua, en los alimentos y en tu cuerpo? Científicos rusos han descubierto en prácticamente todos los alimentos preparados en hornos microondas un menor valor nutricional, carcinógenos y compuestos radiolíticos que dañan el cerebro. Según sus investigaciones, tomar alimentos preparados en hornos microondas puede ocasionar pérdida de memoria y de concentración, inestabilidad emocional y un debilitamiento de la inteligencia.

Al estudiar el valor nutricional de los alimentos cocinados en hornos microondas, los científicos rusos descubrieron una significativa reducción de su energía vital. Esto se comprobó en más de un 90 % de los alimentos preparados en esos hornos. Además las vitaminas A, E y las del complejo B, vinculadas a la reducción del estrés y a la prevención del cáncer y de las enfermedades de corazón, y también los imprescindibles oligoelementos, necesarios para el óptimo funcionamiento del cerebro y el cuerpo, mostraron volverse inservibles con las microondas, incluso con cocciones de corta duración.

El valor nutricional de los alimentos cocinados en hornos microondas es equivalente al de un trozo de cartón. Un estudio demostró esta afirmación comparando plantas regadas con agua sometida a ondas microondas con plantas regadas con agua normal. El estudio reveló que las plantas regadas con el agua de los microondas murieron a los siete días.

Las ondas microondas rompen los enlaces moleculares que hacen que el alimento sea nutritivo. Este tipo de horno lanza microondas de alta frecuencia que hacen hervir la humedad del interior de los alimentos y de su embalaje agitando las moléculas de agua vertiginosamente hacia delante y hacia atrás a más de mil millones de vueltas por segundo. Esa frenética fricción rompe las moléculas de los alimentos, convirtiendo su composición química en extrañas y nuevas configuraciones irreconocibles como alimento por el cuerpo humano.

Al destruirse la estructura molecular de los alimentos, el cuerpo no puede hacer otra cosa que transformar el alimento en desechos, pero no desechos inocuos, sino desechos nucleares.

Si no quieres desarrollar deficiencias nutricionales, lo mejor que puedes hacer es sacar de tu cocina el horno microondas. Por otra parte, todos los hornos microondas tienen fugas inevitables, por consiguiente, la radiación se acumula en los muebles de cocina y a su vez se convierten en fuentes de radiación.

La utilización del horno microondas en la preparación de los alimentos lleva a problemas linfáticos y a la indefensión del cuerpo frente a ciertos cánceres. Diversas investigaciones han descubierto un aumento del índice de células cancerígenas en la sangre de personas que toman alimentos cocinados con microondas. Los rusos han comunicado también un aumento en los índices de cánceres de estómago e intestinos, más trastornos digestivos y del aparato excretor y un mayor porcentaje de tumores celulares, incluido el sarcoma.

Entre otros efectos secundarios de las ondas microondas se encuentran:
- Presión arterial alta
- Hipoadrenia o fatiga adrenal
- Enfermedades del corazón
- Migrañas
- Nauseas
- Pérdida de memoria
- Pensamientos inconexos
- Problemas de atención
- Daños cerebrales
- Ansiedad
- Mayor irritabilidad
- Depresión
- Problemas de sueño
- Dolores de estómago

- Apendicitis
- Cataratas
- Pérdida de cabello
- Trastornos de reproducción

Deshazte de tus modernos utensilios de cocina

Puede que esto te sorprenda: una de las principales fuentes de emanaciones químicas está en las baterías de cocina. Hoy día, los utensilios de cocina más populares son los de aluminio y los de material antiadherente, opciones ambas muy peligrosas ya que infiltran metales peligrosos y otras toxinas en los alimentos mientras su cocción.

Los utensilios de cocina de material antiadherente, como el Teflon, son los más populares en Estados Unidos porque son ligeros, fáciles de usar y fáciles de limpiar. Pero contienen además una peligrosa sustancia sintético-química llamada ácido perfluorooctanoico (PFOA), una sustancia que da a los utensilios su acabado suave y antiadherente. Cuando se calientan, los utensilios antiadherentes alcanzan rápidamente unas temperaturas a las que se liberan al aire gases tóxicos. Esto sucede a una temperatura relativamente baja de 230 grados centígrados.

En diversos estudios con animales, se ha demostrado que el PFOA produce alteraciones en órganos tan importantes como el cerebro, el hígado y los riñones. En las ratas, se ha podido ver que altera el funcionamiento de la glándula pituitaria, lo cual afecta muchos procesos importantes de la vida, como la reproducción, el crecimiento y el metabolismo. En otras palabras, el deterioro de la glándula pituitaria debido a la toxicidad puede deteriorar a su vez muchas otras cosas del organismo. Se ha vinculado el PFOA con la aparición de tumores en al menos cuatro órganos diferentes.

Los utensilios de cocina de aluminio (o el papel de aluminio) pueden filtrar en los alimentos, durante su proceso de cocción, metales dañinos. El aluminio es un metal altamente reactivo y puede interactuar con los alimentos ácidos o picantes. A mayor temperatura o a mayor exposición con los alimentos, mayor toxicidad. Y, tal como se analiza en el último capítulo, la acumulación de aluminio en el organismo es una causa importante en el desarrollo del alzhéimer.

Los utensilios de acero inoxidable contienen también componentes tóxicos en aleaciones formadas por diferentes metales, entre los que se incluyen cadmio, aluminio, cobre, níquel, cromo y hierro. Todos esos metales pueden filtrarse en los alimentos durante su cocción, afectando a su sabor, pero también exponiéndonos a toxinas peligrosas.

Los enseres de cocina antiadherentes, de aluminio y de acero inoxidable liberan todos durante la cocción de alimentos vapores que contaminan el aire además de la comida. El mejor modo de evitar los problemas asociados a los utensilios de cocina convencionales es deshacerse de esas ollas y sartenes y cambiarlas por utensilios de cerámica o de piedra (esteatita). Estos materiales no liberan sustancias químicas ni gases durante la cocción de los alimentos.

Desde 1985 utilizo utensilios de cocina de acero inoxidable quirúrgico para cocinar sin agua. En mi opinión, ésta es la manera más fácil y rápida de cocinar y además evita la pérdida de valiosas vitaminas, enzimas y sabor. Estos utensilios de acero quirúrgico de 5, 7 o 9 capas permiten cocinar los alimentos en la mitad de tiempo y con un cuarto de temperatura.

Al cocinar sin agua ya no hay que desechar los nutrientes que quedan en el agua de hervir las verduras. Y tampoco hay que utilizar aceite muy caliente y privar a los alimentos de su fibra y su valor nutricional. La barrera de vapor que se crea durante la cocción permite conservar el sabor y los nutrientes. A diferencia de las ollas a presión, en las ollas para cocinar sin agua en el interior del utensilio no se forma vapor a presión; la temperatura que se genera en su interior es mucho menor que la que se requiere para hervir agua, pero aun así los alimentos se cocinan mucho más rápidamente que en los utensilios tradicionales. Hallarás más información sobre esto en mi libro *Los secretos eternos de la salud,* de Ediciones Obelisco.

Utiliza la tecnología con precaución

Los estudios han confirmado algo que sospechábamos hace tiempo: los omnipresentes teléfonos móviles pueden sofreírnos el cerebro.

Según un estudio subvencionado por el Gobierno norteamericano, tras 50 minutos de utilización, las radiaciones electromagnéticas que emite un teléfono móvil *calientan* el cerebro y aumentan la actividad de sus células.

En el estudio, publicado en el *Journal of American Medical Association*, se descubrió que las radiaciones incrementan el metabolismo de la glucosa en el cerebro, lo que conduce a una mayor actividad celular. «Estos descubrimientos son una indicación de que la exposición a los teléfonos móviles activa el cerebro más fácilmente de lo que pensábamos», afirmó la doctora Nora Volkow, una neurocientífica del Instituto Nacional de la Salud y directora del estudio.

La investigación reflejó además cierta preocupación por el impacto del uso de los teléfonos móviles en los niños, lo cual puede tener grandes consecuencias en la prevención de alzhéimer en la población joven. Según el doctor Keith Black, presidente del Departamento de Neurocirugía del Cedars-Sinai Hospital, el cráneo de los niños es más delgado, lo que permite que las radiaciones penetren más profundamente que en el cráneo de los adultos. «Las células de los niños de dividen más rápidamente, de modo que el impacto de las radiaciones puede ser mucho mayor, por lo que la población infantil corre un mayor riesgo».

Pero el impacto que causa el uso de los teléfonos móviles va más allá del incremento del metabolismo de la glucosa en el cerebro. Las radiaciones de estos aparatos pueden causar daño en los tejidos del cerebro. Un estudio de dos años llevado a cabo por el Consejo de Seguridad Nuclear y Radiaciones de Finlandia descubrió que 60 minutos de radiación de un teléfono móvil hacen que se reduzcan las paredes de los vasos sanguíneos del cerebro, inutilizando la barrera protectora que impide que las sustancias dañinas de la sangre *se filtren* en el cerebro. Por medio del estudio se supo que una exposición repetida puede hacer que esa barrera protectora, llamada barrera hematoencefálica, se vuelva más permeable, lo que lleva a un deterioro del tejido cerebral.

El uso regular de los teléfonos móviles puede incrementar asimismo el riesgo de desarrollar un tumor cerebral, según un estudio finlandés publicado por *International Journal of Cancer*. En el estudio, dirigido por investigadores de muchas universidades, se descubrió que el uso de móviles aumenta de un 40 a un 270 % el riesgo de desarrollar un tumor cerebral llamado glioma. Los gliomas malignos constituyen el principal tumor cerebral, y se cuentan en más de la mitad de los 18.000 tumores cerebrales que se diagnostican cada año en EE. UU. según el Instituto Nacional del Cáncer.

Afortunadamente, los gobiernos están tomando buena nota de ello y advierten de ello.

- En 2007, el gobierno alemán advirtió de las repercusiones en la salud del uso de demasiados aparatos inalámbricos. El gobierno israelí ha prohibido el emplazamiento de las antenas que se usan para acceder a la telefonía móvil en edificios de vecinos.
- En septiembre de 2007, basándose en las investigaciones realizadas por 15 laboratorios, la Agencia Medioambiental Europea, publicó unos folletos en los que aconsejaba a los ciudadanos europeos dejar de usar tecnología wifi y teléfonos móviles y mencionaba la posibilidad de que ello pueda constituir la siguiente gran amenaza contra la salud pública, a nivel de la intoxicación provocada por el tabaco, el amianto y el plomo.
- El Departamento de Salud Pública de Toronto ha advertido de que los niños y los adolescentes deberían limitar el uso de los teléfonos móviles a fin de evitar potenciales riesgos para la salud. Según el comunicado, los niños menores de ocho años sólo deberían utilizar los móviles en casos de urgencia y los adolescentes, limitar las llamadas a menos de 10 minutos diarios.
- En 2011, la OMS hizo hincapié en la necesidad de limitar el uso de teléfonos móviles, atribuyéndoles la categoría de carcinógenos de clase B.

A día de hoy, a la mayoría de la gente le es muy difícil imaginarse dejar por completo el uso de los móviles, pero sí es cierto que se pueden tomar ciertas medidas. Utilizar un teléfono móvil, por ejemplo, cuando la recepción es buena minimiza la energía que utiliza el aparato. También debe evitarse llevar el móvil sobre el cuerpo, es mejor guardarlo en un monedero o en un bolso. Siempre que sea posible, las llamadas serán cortas y se mantendrá el aparato lo más alejado posible de la cabeza, además conviene tenerlo apagado cuando no se utilice.

La mayoría de los usuarios de teléfonos móviles y otros aparatos inalámbricos desconocen totalmente lo que puede provocar en ellos una baja radiación, ya que ésta es intangible y hay muy pocas personas que puedan sentir efectos adversos. Cuando uno está frente a un radar, empieza a transpirar y a cocinarse de dentro a fuera, igual que un alimento dentro de un horno microondas. El rápido moviendo de las moléculas (fricción) y la desintegración de los enlaces moleculares genera calor.

Cada año, mueren millones de pájaros por posarse encima de torres de telefonía móvil o acercarse demasiado a ellas. Y, aparentemente, lo mismo puede suceder a un cuerpo humano cuando se ve expuesto a este tipo de radiación de manera regular. Después de todo, las células de los seres humanos están formadas por moléculas, y los enlaces moleculares se rompen y destruyen cuando se exponen a las radiaciones. Una radiación potente puede quemar literalmente toda la piel de un individuo de dentro a fuera. Una baja radiación hace eso mismo pero lentamente y en menor cuantía. Pero, como debes saber, los rayos X, los escáneres y la radiación de la tecnología inalámbrica y de los hornos microondas se va acumulando y no puede saberse si el cuerpo responderá con una crisis de salud, como el caso del alzhéimer.

Hazte con una mascota

Las mascotas son buenas para algo más que simplemente acurrucarse junto a ellas. La terapia asistida con animales (AAT, según sus siglas en inglés) se ha venido utilizando con éxito desde que el psicólogo Boris Levinson la aplicó satisfactoriamente tras darse cuenta de la manera en que su perro se relacionaba con un niño autista, cosa que éste no hacía con los seres humanos. La terapia se ha desarrollado desde entonces y ahora incluye gatos, pájaros, conejos, caballos, monos, e incluso llamas, cerdos y serpientes.

Las investigaciones realizadas por la Delta Society, considerada una de las organizaciones más destacadas de la AAT, indican que sujetar y acariciar –incluso sólo observar– un animal puede aportar un número de cambios beneficiosos en un paciente, desde disminuir la presión arterial a reducir el estrés, la soledad, la timidez o la hostilidad; producir una sensación general de calma, aumentar la autoestima y tener una actitud más flexible frente a los cambios de la vida. El efecto calmante que producen los animales es contagioso y puede calmar a personas en estado de agitación.

Existen numerosas investigaciones acerca de las muchas maneras en que los animales pueden ayudar a personas adultas con problemas psiquiátricos y ansiedad. Un estudio publicado en el *Journal of Gerontology* mostró que la AAT puede hacer que los ancianos de las residencias geriátricas sientan menos la soledad. Otro estudio realizado con pacientes afectados por problemas psicóticos y otros trastornos de comportamiento demostró que las sesiones de la AAT aportaban a estas personas un gran alivio frente a la ansiedad y la agitación que sentían. Y otro estudio llevado a cabo con pacientes mayores esquizofrénicos constató que la AAT ayuda a mejorar la socialización de esas personas y sus habilidades cotidianas, además de aportarles una mayor sensación de calma y bienestar.

Un estudio más confirmó que pacientes con alzhéimer mostraron una mayor atención, un aumento de apetito y menos episodios de agresiones o rabia como resultado de las sesiones de AAT que siguieron. Otras investigaciones realizadas en residencias de ancianos mostraron que algunos residentes necesitaban menos medicación cuando estaban con mascotas. Éstas demostraron que además aumentaban la interacción social entre los residentes, les estimulaban la mente y les proporcionaban recuerdos y asociaciones positivas.

Al proporcionar un centro de atención ajeno a uno mismo, las mascotas proporcionan una perspectiva valiosa que permite redirigir la mirada, fuera de la situación personal y del estrés, a *un escenario más amplio*. El ensimismamiento es sorprendentemente perjudicial para la salud. La compañía y el amor incondicional que recibimos de las mascotas pueden además reducir enormemente los sentimientos de miedo, frustración y ansiedad en muchos aspectos de la vida. Y como afirmo repetidamente, aminorar el estrés es absolutamente primordial para gozar a largo plazo de salud y bienestar.

Por otra parte, las mascotas animan a pasear y a hacer ejercicio, y nos consuelan de los sentimientos de soledad y depresión. Incluso hay pruebas de que poseer una mascota puede ayudar a disminuir los niveles de colesterol y mejorar la salud cardiovascular. En palabras del doctor Aaron Katcher, profesor emérito de psiquiatría de la universidad de Pennsylvania: «Puesto que los seres humanos hemos evolucionado resolviendo problemas con los animales, éstos tienen el poder de atraer nuestra atención. Y cuando estamos con ellos nos mostramos más alegres, comunicativos, expresivos y calmados».

En resumen: tener una mascota puede significar una gran aportación para tu salud, tu nivel de estrés, y tu sentido de determinación y satisfacción general. Si todavía no tienes un amigo peludo en casa, considera la posibilidad como un modo de enriquecer tu vida, como una ayuda extra para evitar sufrir una enfermedad crónica.

4

LA IMPORTANCIA DE LA DIETA EN LA PREVENCIÓN DEL ALZHÉIMER

El término inglés «Garbache In, Garbache Out» pertenece a la jerga del gremio de programadores informáticos y se refiere que a que si el contenido que se introduce es malo, también lo será el que se obtenga; en ese medio, los instructores recordaban a sus alumnos que debían revisar una y otra vez sus datos y códigos para asegurarse de que los resultados obtenidos fueran válidos, pues el buen rendimiento de todo sistema o proceso depende de la validez de sus entradas. Ese mismo principio se puede aplicar al cuerpo humano. Pero en el mundo de la programación los errores se rectifican fácilmente. Sin embargo, en cuanto a la salud humana se refiere, la basura, los desechos, pueden tener efectos dañinos perdurables: enfermedades, detrimento de la calidad de vida e incluso una menor disposición a la salud.

Aun así, mucha gente persiste –o más bien elije– en seguir estilos de vida tóxicos. Como resultado de la entrada de todos esos desechos, los cuerpos se colapsan, los tejidos y órganos se inflaman y los cerebros se dañan. Hay individuos que privan a sus cuerpos y sus cerebros de lo que necesitan, mientras que otros los atiborran de alimentos sin nutrientes y también de sustancias químicas.

En este capítulo analizaremos dos aportes muy básicos: el agua y el alimento desde el punto de vista del alzhéimer. También hablaré de cómo puedes limpiar tu organismo de los desechos que se van acumulando en él con el tiempo. Para aquéllos de vosotros que decidáis empezar de cero

–nunca es demasiado tarde–, una limpieza a fondo es la mejor manera de maximizar la efectividad de todas mis otras recomendaciones.

A medida que vayas leyendo, te sorprenderás de lo fácil que es en realidad preparar unos buenos cimientos para mantener el alzhéimer a raya.

¿Ya estás bebiendo suficiente agua?

El cuerpo humano está compuesto de un 75 % de agua y un 25 % de materia sólida. Para aportar nutrientes al organismo y regular todas sus funciones, necesitamos agua. Sin embargo, la sociedad moderna no subraya la importancia de beber agua como el *nutriente* más importante de todos. En conjunto, la población está sustituyendo el agua por té, café, refrescos, alcohol y otras bebidas fabricadas. Mucha gente no se da cuenta de que la sensación natural de sed es una señal vital de que el cuerpo requiere simplemente agua pura. ¿Fácil, no? Pero en vez de ello, opta por otras bebidas creyendo que satisfarán la necesidad de agua que tiene el cuerpo. Nada más lejos de la realidad.

Es cierto que las bebidas como el té, el café, el vino, la cerveza, los refrescos y los zumos contienen agua, pero también contienen cafeína, alcohol, azúcar, edulcorantes artificiales y otras sustancias químicas que actúan como potentes deshidratantes. Cuantas más bebidas de ésas tomes, más te deshidratarás, pues el efecto que producen en el organismo es exactamente el contrario al que produce el agua. Las bebidas con cafeína, por ejemplo, tienen fuertes efectos diuréticos que aumentan la micción.

Las bebidas con azúcares añadidos incrementan el nivel de azúcar en sangre, lo cual significa el usar grandes cantidades de agua celular. El consumo regular de esas bebidas conlleva la deshidratación crónica –con frecuencia sin que llegues a notarlo–, la cual es un factor común en todas las crisis tóxicas o en las enfermedades.

No hay ningún motivo racional para tratar una enfermedad con fármacos sintéticos o incluso con medicación natural a menos que se haya solucionado antes la necesidad de hidratación del cuerpo. Los fármacos y otro tipo de intervenciones médicas pueden ser peligrosos para la fisiología humana a causa de sus efectos deshidratantes. En resumen: antes de seguir cualquier tratamiento necesitas estar bien hidratado.

Hoy día, la mayoría de los pacientes sufren de un *problema de sed*, una fase progresiva de deshidratación en ciertas zonas del cuerpo. El organismo, incapaz fe eliminar toxinas de esas zonas debido a una falta de agua, se enfrenta a unas consecuencias de destructivos efectos. Puesto que las repercusiones de este tipo de deshidratación no son aparentemente inmediatas, la mayoría de la gente no se da cuenta de la gravedad de ello hasta que su cuerpo no reclama urgentemente agua.

Quienes han vivido muchos años sin un aporte adecuado de agua son más propensos a sufrir un aumento de toxinas en su organismo. Las enfermedades crónicas siempre van acompañadas de deshidratación y, en muchos casos, es la deshidratación su causa. Cuanto más tiempo vive una persona con una carencia de agua o con un consumo excesivo de bebidas o comidas estimulantes, más grave y duradera será la crisis de toxicidad que sufra.

Las enfermedades de corazón, la obesidad, la diabetes, la artritis reumatoide, las úlceras estomacales, la hipertensión, el cáncer, la esclerosis múltiple, el alzhéimer y muchas otras enfermedades crónicas se deben a años de sequía corporal. Los agentes infecciosos, como los virus y las bacterias, no pueden desarrollarse en un organismo bien hidratado. Beber suficiente agua es por consiguiente una de las maneras fundamentales de prevenir cualquier enfermedad.

Las personas que no beben suficiente agua, o bien agotan las reservas de agua de su organismo por medio de una sobreestimulación de éste, van disminuyendo gradualmente el nivel de volumen agua que existe en el interior de las células al mismo nivel del volumen de agua que hay fuera de las células. En una situación de deshidratación, las células pueden perder hasta un 28 % o más de su volumen de agua. Esto determina de manera incuestionable toda actividad celular, ya sea en las células de la piel, del estómago, del hígado, de los riñones o del cerebro.

Siempre que hay una deshidratación celular, los desechos metabólicos quedan retenidos y se producen unas señales parecidas a las de la enfermedad, pero en realidad no son más que señales de un trastorno metabólico por falta de agua. Puesto que cada vez se empieza a acumular más y más agua en el exterior de las células, es posible que la persona afectada no perciba la deshidratación. Es posible que en realidad lo que note es que retiene agua, lo que lleva a la inflamación de piernas, brazos y cara. Además, los riñones pueden empezar a retener agua, a reducir extraordinariamente la micción y a producir la retención del material de desecho dañino. Incluso las enzimas y las proteínas que viven en células deshidratadas se vuelven tan ineficaces que ya no pueden llegar a reconocer el estado de deshidratación del cuerpo y dejan de dar la *alarma de sed*.

Una persona deshidratada se siente además menos activa y se cansa con más facilidad. Debido a la falta de agua en el interior de las células, el normal fluido osmótico del agua a través de la membrana celular se altera o se perturba gravemente. Al igual que la corriente de un río, el movimiento del agua en las células genera energía *hidroeléctrica*, la cual se almacena posteriormente en forma de moléculas ATP (principal fuente de energía celular). Por lo general, el agua que bebemos mantiene equilibrado el volumen de agua de las células, y la sal que consumimos mantiene equilibrado el volumen de agua de fuera de las células y en circulación. Esto genera la adecuada presión osmótica necesaria para la nutrición celular y la producción de energía. Durante la deshidratación, ese proceso básico queda afectado.

Otro indicador importante de la deshidratación es el dolor. Como respuesta a una mayor falta de agua, el cerebro activa y almacena un importante neurotransmisor llamado *histamina*, el cual dirige ciertos reguladores de agua subordinados para redistribuir el agua que ya está en circulación. Este sistema ayuda a movilizar el agua a zonas donde es necesaria para unas actividades metabólicas básicas y de supervivencia.

Cuando la histamina y sus reguladores subordinados para la entrada y distribución cruzan nervios sensibles al dolor, originan un dolor fuerte y continuo. Esas señales de dolor, como las que se manifiestan por ejemplo en la artritis reumatoide, la angina de pecho, la dispepsia, los problemas de lumbares, las neuralgias, las migrañas y los dolores de cabeza de la resaca, son necesarias para advertir al individuo de que debe atender el problema de una deshidratación general o localizada.

Tomar analgésicos u otros medicamentos que alivian el dolor, como el caso de los antihistamínicos o los antiácidos, pueden causar daños irreparables en el organismo. Esos fármacos no sólo no solucionan el problema real (que puede ser el de la deshidratación), sino que además interrumpen la conexión entre la histamina y sus reguladores subordinados, como la vasopresina, la renina-angiotensina (RA), la prostaglandina (PG) y las cininas. Si bien la acción de los analgésicos puede aliviar el dolor local durante un tiempo, hacen sin embargo que el cuerpo deje de reconocer las zonas principales de distribución del agua, y ello añade confusión a todas sus funciones. Los antihistamínicos, usados generalmente para los síntomas de alergia, evitan que las histaminas del cuerpo aseguren una distribución equilibrada del agua.

Además de poner en peligro los mecanismos que regular el agua, tras alcanzar un cierto umbral de dolor, los analgésicos se vuelven ineficaces porque el cerebro asume la función de un centro de perpetuación del dolor (a menos, claro está, que el cuerpo se rehidrate de nuevo). Si el cuerpo produce el mismo dolor (no a causa de un daño o herida), debe interpretarse en primer lugar como una petición de agua. El uso de analgésicos, los cuales suprimen esa esencial señal de deshidratación crónica y local y *cortocircuitan* sus rutas de emergencia, sabotean la eliminación de los desechos y siembran las semillas de enfermedades crónicas.

Existe suficiente documentación para demostrar que esos fármacos pueden tener efectos secundarios fatídicos. Pueden ocasionar hemorragias intestinales, causando la muerte de miles de personas al año. Las señales de dolor natural del cuerpo son respuestas perfectamente normales frente a una situación anormal, que puede ser una simple deshidratación. Cuando el dolor es insoportable, el uso de analgésicos puede ser inevitable, en esos momentos, la persona afectada debe beber mucha agua fresca y abandonar todos los factores que puedan mermar energía, pues todos suelen tener un potente efecto deshidratante.

La deshidratación y el cerebro

Nuestro cerebro trabaja noche y día y necesita más agua que cualquier otro órgano del cuerpo. En condiciones normales, contiene alrededor de un 20 % de toda la sangre que circula por el cuerpo. Se calcula que las células cerebrales están formadas por un 85 % de agua. Su requerimiento energético no sólo atiende a la metabolización de la glucosa (azúcar simple), sino también a la producción de energía *hidroeléctrica* resultante de la acción del agua que pasa a través de las membranas celulares por medio de la ósmosis. El cerebro depende en gran parte de esta fuente de energía autogeneradora para mantener sus complejos procesos y su eficacia.

La falta de agua en los tejidos cerebrales reduce su abastecimiento energético, deprimiendo muchas de sus funciones vitales, de ahí la palabra *depresión*. Con un nivel bajo de energía en el cerebro, somos incapaces de acometer nuestros retos personales y sociales, y a consecuencia de ello sucumbimos al miedo, la ansiedad, la rabia y otros problemas emocionales. Es posible que nos sintamos agotados, apáticos, estresados y deprimidos. El síndrome de fatiga crónica (SFC) es sobretodo un síntoma de la progresiva deshidratación del cerebro y de la posterior retención de toxinas metabólicas en él. El síndrome puede desaparecer por sí mismo si la persona afectada deja de estimular el cerebro con cafeína, tabaco, drogas, fármacos, alimentos de origen animal, etc. y empieza a rehidratar el cuerpo de manera regular.

Un cuerpo deshidratado tiene que soportar la lucha de toda una vida, no muy diferente a la situación de lucha o huida. El cuerpo se enfrenta a una situación crítica que activa diversas y potentes hormonas, entre ellas adrenalina, endorfinas, cortisona, prolactina, vasopresina y la renina-angiotensina (RA). Las endorfinas, por ejemplo, nos ayudan a soportar el dolor y el estrés, permitiendo que el cuerpo continúe con la mayoría de sus funciones. La cortisona ordena la movilización de la energía almacenada y de las materias primas esenciales para suministrar al cuerpo durante la crisis la energía y los nutrientes básicos. Dicho de otro modo, esta hormona permite que el cuerpo se *autoabastezca* literalmente. Esto en sí supone para el organismo una situación estresante y dañina, y llega a expresarse en emociones como «Esto me supera», o «Siento que esto está acabando conmigo».

Muchos pacientes con artritis reumatoide, esclerosis múltiple y otras enfermedades degenerativas toman cortisona, la cual suele estimularles la moral y darles energía durante un período de tiempo relativamente corto. Sin embargo, el éxito del fármaco sólo dura mientras el cuerpo tiene aún reservas que puede movilizar para conseguir la distribución de energía y nutrientes. Una vez que el organismo ha usado sus reservas, el individuo apenas puede cumplir sus funciones energéticas y empeoran los síntomas de la enfermedad.

Cuando las células del cuerpo no tienen agua suficiente, la glándula pituitaria del cerebro produce el neurotransmisor llamado vasopresina, una hormona que estrecha los vasos sanguíneos en los lugares donde hay una deshidratación celular. Durante la deshidratación, se reduce la cantidad de agua del flujo sanguíneo. La vasopresina, como su nombre indica, restringe los vasos capilares y las arterias para reducir su volumen de flujo. Esta maniobra es necesaria para que siga habiendo una presión suficiente que permita la continua filtración de agua en las células, lo cual da a la vasopresina una propiedad hipertensora.

La presión arterial alta es una condición común en las personas que están deshidratadas (para más información sobre la hipertensión y las enfermedades de corazón, véase el capítulo 8 de mi libro *Los eternos secretos de la salud*, de Ediciones Obelisco). Una situación similar ocurre en los conductos biliares del hígado, los cuales empiezan a contraerse en respuesta a la falta de agua, la formación de cálculos biliares es resultado directo de una deshidratación.

La deshidratación, la toxicidad y los riñones

El alzhéimer es una enfermedad causada por una toxicidad crónica que somete al cerebro a un nivel tal de estrés que hace que se deteriore más rápidamente de lo que lo haría en un proceso normal de envejecimiento. Es el resultado directo de un estilo de vida que propicia que el cerebro se congestione, se inflame y empiece a estar básicamente sofocado.

La deshidratación que lleva al mal funcionamiento de los riñones y de las funciones digestivas juega un papel clave en ese deterioro progresivo. No sólo reduce la capacidad natural del organismo de deshacerse por sí solo de las toxinas peligrosas, sino que además merma su facultad de absorber adecuadamente los nutrientes esenciales de los alimentos. De ese modo, se crea un círculo vicioso de malnutrición que lleva a la enfermedad crónica.

El sistema de la renina-angiotensina (RA) se activa cuando el cuerpo no cuenta con agua suficiente. El organismo utiliza directamente este sistema para mantener el agua donde sea posible, ordena a los riñones que inhiban la micción y tensa los capilares y el sistema vascular, especialmente en aquellas zonas que no son tan vitales como el cerebro y los músculos del corazón. Al mismo tiempo, estimula una mayor absorción del sodio (sal), lo cual ayuda a que el cuerpo retenga agua. A menos que el organismo vuelva a su nivel normal de hidratación, el sistema RA permanece activo. Eso significa también que la presión de la sangre en los vasos sanguíneos se queda anormalmente alta, lo que causa una enfermedad cardiovascular.

La hipertensión y la retención de orina en los riñones lleva a un deterioro renal. Los tratamientos convencionales para ese tipo de enfermedades se basan principalmente en la administración de diuréticos (fármacos para aumentar la excreción de orina) y en restringir el consumo de sal. Ambas cosas pueden ocasionar graves problemas. Los diuréticos, que se usan para normalizar la presión arterial, y también la reducción de la ingesta de sal socavan enormemente los esfuerzos que hace el cuerpo por retener la poca agua que le queda para cumplir con las funciones celulares. La respuesta de estrés resultante causa una mayor deshidratación que completa el círculo vicioso. Lamentablemente, hay muchos trasplantes de riñón que son el resultado de una deshidratación crónica causada por algo tan sencillo como no beber suficiente agua o sobreestimular el sistema nervioso.

La cafeína que contienen bebidas como el té, el café y los refrescos no sólo estimulan el sistema nervioso central y el sistema inmunitario, sino que también actúan como potentes diuréticos. Por cada taza de café o té que bebes, dejas de tomar aproximadamente tres tazas de agua, algo de lo que el cuerpo no puede prescindir sin sufrir problemas. La cafeína de los refrescos cola actúa del mismo modo.

Las personas que consumen con frecuencia refrescos nunca pueden calmar realmente su sed porque sus cuerpos de forma continuada y cada vez más se van quedando sin agua celular. En Estados Unidos hay adolescentes que llegan a beber de 10 a 14 latas de cola al día. Finalmente, confunden la señal continua de sed que les envía el cuerpo con sensación de hambre y empiezan a comer en exceso, originando inflamaciones y sobrepeso. Además de su acción diurética y su efecto adictivo, el consumo regular de cafeína sobreestimula los músculos del corazón, y ello ocasiona agotamiento de éstos y dolencias cardíacas.

El alcohol tiene un efecto diurético semejante al de las bebidas con cafeína. Así, por ejemplo, por cada vaso de cerveza que uno beba, el cuerpo se ve obligado a sacrificar tres vasos de agua. La resaca es el resultado de la grave deshidratación que sufre el cerebro tras el consumo abusivo de alcohol. Si esto se da repetidamente, se dañan y mueren un gran número de células cerebrales. Muchas importantes funciones cerebrales se ralentizan o deterioran. Si el consumo de alcohol es discontinuo, es posible hasta cierto grado que se dé una recuperación.

Las principales funciones del hígado son las de mantener la sangre limpia y un buen equilibrio de flujos en el organismo. A fin de cumplir esa difícil tarea, los riñones controlan constantemente el volumen normal de sangre y filtran la cantidad adecuada de orina de la sangre para mantenerla equilibrada. Existen muchos factores que pueden alterar ese mecanismo y ocasionar una congestión renal, entre ellos la sobreestimulación, la deshidratación, la fatiga, el comer en exceso, los cálculos biliares, los cambios en la presión arterial, los fármacos o narcóticos, las deficiencias vitamínicas y los trastornos digestivos.

Cuando los riñones son incapaces de separar lo suficiente la orina de la sangre, una parte de la orina sigue circulando por el cuerpo, depositando los desechos que contiene en los vasos sanguíneos, articulaciones, tejidos y órganos. Las enfermedades de la piel, el fuerte olor corporal, el sudor de manos y pies, la presión arterial alta, etc., son todos signos de una intoxicación sanguínea causada por piedras y cristales en los riñones.

Las piedras en los riñones empiezan siendo diminutos cristales y pueden acabar siendo tan grandes como un huevo. Esos cristales diminutos son demasiado pequeños para poder verlos mediante los rayos X, y puesto que no producen dolor, raramente se percibe su existencia. Pero llegan a ser lo suficientemente grandes como para bloquear el flujo de líquido a través de los pequeños vasos tubulares de los riñones.

Esos cristales o piedras se forman cuando los componentes de la orina, que por lo general se presentan en solución, se precipitan. La precipitación se produce cuando esas partículas aparecen en grandes cantidades o cuando la orina se vuelve demasiado concentrada. Esos cristales o piedras están por lo general llenos de aristas, las cuales pueden rasgar y erosionar la superficie interior del canal urinario (uréter) cuando pasan de los riñones a la vejiga. Eso ocasiona fuertes dolores en la parte baja de la espalda, y puede hacer también que aparezca sangre en la orina, un dolor hacia las piernas, entumecimiento en los muslos y dificultad para orinar.

La mayoría de los cristales se originan en los riñones, si bien algunos pueden formarse en la vejiga. Si una piedra grande entra en el uréter, el flujo de la orina se obstruye, y eso puede causar graves complicaciones, como una infección o un fallo renal.

Los solutos más comunes implicados en la formación de cristales y piedras son los oxalatos, los fosfatos, los uratos, el ácido úrico y aminoácidos como la cistina y la cisteína. Existen al menos ocho variedades de cristales o piedras que pueden formarse a partir de esos solutos por varias razones.

Los alimentos y bebidas que contienen grandes cantidades de ácido oxálico producen piedras de oxalato. Una taza de té normal (no té verde ni ninguna otra infusión) contiene unos 20 mg de ácido oxálico, una cantidad exhorbitante para que los riñones la excreten. Inicialmente, el cuerpo utiliza calcio para neutralizar el ácido, que entonces pasa a ser oxalato cálcico. Si se bebe té de manera habitual, el exceso de oxalato cálcico se deposita en forma de cristales. El chocolate y el cacao también contienen muchos oxalatos. Quienes han consumido o consumen esos alimentos o bebidas regularmente tendrán piedras de oxalatos en los riñones, especialmente los niños, cuyos riñones son muy pequeños y delicados. Tomar demasiados frutos secos puede suponer un problema similar.

Los cristales de ácido úrico son otro tipo de cálculos o piedras renales que se forman cuando hay un consumo excesivo de proteína animal, como carnes rojas, cerdo y pollo. El ácido úrico es un desecho que resulta de la descomposición de las proteínas en el hígado. Entre todos los alimentos y bebidas, el mayor productor de ácido úrico es el té negro, seguido de las carnes rojas. Si los riñones no eliminan todo el ácido úrico del organismo, se incrementa su concentración en sangre, y como resultado de ello el exceso de ácido úrico se deposita en las zonas del cuerpo donde hay una menor circulación de oxígeno: los pulgares de los pies.

La precipitación de ácido úrico y otras sustancias dañinas en los dedos de los pies puede ocasionar rigidez en las articulaciones de los dedos (examina sobre todo los dedos pequeños de los pies, pues muestran el estado de la vesícula). Cuando las bacterias que alimentan esas toxinas invaden los tejidos en cantidad suficiente, aparecen el dolor y la inflamación. La gota y la artritis son los síntomas más comunes. Los cristales de ácido úrico en los dedos de los pies están esencialmente compuestos por el mismo material que las piedras renales.

Con los talones sucede un problema similar. Los espolones de los talones son depósitos de ácido úrico y de diversos fosfatos. El ácido úrico atrae a las bacterias y conduce al dolor, y los fosfatos son los responsables de crear rigidez y zonas duras. Esta dolencia suele ir acompañada de inflamación y de edemas alrededor del pie o del tobillo, causados por el mal funcionamiento renal y adrenal. Los riñones y las glándulas adrenales regulan los niveles de sal y de agua en el cuerpo. Si su funcionamiento se altera debido a piedras en los riñones, es posible que aparezca retención de agua en las piernas, los pies, el abdomen, la cara, los brazos, etc.

Gran parte de las piedras renales se forman como resultado de la insuficiente ingesta de agua o el consumo de alimentos o bebidas con efectos deshidratantes, entre ellos, la carne, los edulcorantes artificiales, el azúcar, el alcohol, el té, el café y los refrescos. También el tabaco tiene un efecto deshidratante en el organismo, causando que la orina quede más concentrada, lo cual aumenta la precipitación de las sustancias que hay en ella.

Tomar gran cantidad de alimentos generadores de ácidos, como carne, productos lácteos, azúcar, etc., hace que el cuerpo se vea obligado a liberar muchos de sus valiosos minerales, alterándose así el pH (equilibrio ácido/alcalino) de la orina. Esto no sólo ocasiona una deficiencia de minerales en el organismo (por ejemplo en los huesos y dientes), sino que además vuelve alcalina la orina, normalmente ácida. En una orina alcalina puede darse la precipitación de algunas sustancias, como los fosfatos.

Las piedras de fosfatos se forman especialmente por el hecho de tomar demasiados alimentos ricos en fosfatos y pobres en calcio, como es el caso de la carne, el pan, la pasta y los frutos secos, además de las bebidas carbónicas. A fin de neutralizar los fosfatos extremadamente ácidos, que pueden quemar fácilmente los delicados riñones, el cuerpo elimina de los huesos y dientes cantidades extraordinarias de calcio. También utiliza todo el magnesio que puede obtener de alimentos como las verduras.

La presencia de fosfatos en el organismo genera un entorno ácido, lo cual disuelve los huesos y conduce a la osteoporosis, problemas dentales, enfermedades coronarias, problemas digestivos, cáncer y otras enfermedades relacionadas con la falta de calcio.

Una persona que elimina a través de la orina más de 150 mg de calcio en 24 horas –una medida urgente del cuerpo para combatir una acidez excesiva– está inmersa en un proceso de una disolución rápida de sus huesos. Parte del calcio se combina con los fosfatos formando cristales de fosfato cálcico, lo cual lleva al endurecimiento de las arterias y a la artritis común.

Los riñones realizan un esfuerzo extraordinario por filtrar y eliminar del cuerpo sustancias tóxicas como el plomo, el cadmio, el mercurio y otros contaminantes infranqueables. Por otra parte, mantienen el equilibrio electrolítico y regulan la presión del corazón que fuerza a la sangre a pasar por su sistema de filtrado. Las piedras en los riñones alteran enormemente ese proceso, lo cual hace que aumenten los depósitos de metales pesados en el cuerpo e incrementa su nivel de toxicidad. Todo ello lleva a infecciones, hipertensión, dolencias del corazón, trastornos cerebrales, cáncer y –lo has adivinado– la enfermedad de Alzheimer.

A continuación algunos indicadores físicos de la presencia de cristales y piedras en los riñones o la vejiga: un color oscuro o blanquecino bajo los ojos; ojos hinchados o irritados, sobre todo por las mañanas; arrugas profundas en torno a los ojos y debajo de ellos; pequeños bultos blancuzcos, pardos u oscuros bajo los ojos que se notan o hacen visibles estirando la piel hacia las sienes; pliegues en los párpados superiores; dolor crónico en la parte inferior de la espalda; inflamación de pies o piernas; y miedo o ansiedad persistente. Si te son familiares algunos de estos síntomas, es posible que algo tan sencillo como beber más agua puede hacerte recuperar la salud.

La importancia de hacer limpiezas regulares

Como complemento a la decisión de beber suficiente agua debes asegurarte de nutrir tu cuerpo de la manera necesaria para mantenerte sano, tener la mente despierta, evitar la fatiga y mantener a raya las enfermedades.

La nutrición es un aspecto de la vida a la que la mayoría de la gente no presta demasiada atención, ya sea en términos de calidad, cantidad o regularidad. Pero asegurarte de seguir una nutrición correcta es algo más que cambiar lo que colocas en el plato. Se trata elegir conscientemente lo que comes, de que esa elección sana mantenga tu decisión de tomar alimentos sanos y nutritivos que den a tu cuerpo todo lo que necesita para que funcione adecuadamente.

La opción saludable parte de darse cuenta de aquello que probablemente das por sentado. El paso siguiente es empezar respetando la opción, y una vez que empiezas a hacerlo ya puedes transformar tu salud y tu bienestar.

Pero antes de empezar a detallar las opciones nutricionales que minimizarán el riesgo de desarrollar el alzhéimer, es importante que empieces primero a limpiar tu organismo. Es algo así como empezar de cero. Una limpieza de tus órganos interiores maximizarán, sin duda alguna, los beneficios de una buena nutrición: tu cuerpo procesará los alimentos de manera óptima, tu sistema digestivo funcionará de la mejor manera posible, la buena función metabólica se asegurará de que cada célula del organismo tenga los elementos nutricionales que precisa y tu sistema inmunitario estará bien ajustado.

¿De qué limpiezas se trata? Yo aconsejo limpiezas regulares de colon, hígado, vesícula biliar y riñones. Esas limpiezas liberarán a tu organismo de congestiones e inflamaciones, procesos por los que empieza cualquier enfermedad. Piensa en esto, por ejemplo, cuando tienes un resfriado importante, se te inflama el pecho, respiras muy mal, rompes a toser cada dos por tres y lagrimeas sin cesar. Tras unas cuantas horas de padecimiento, tu cuerpo está agotado y necesitas tomarte un descanso.

Eso es lo que sucede —aunque mucho peor— a nivel celular cuando la toxicidad anida en tu organismo durante un tiempo. Debido a diversas razones —un consumo excesivo de alimentos procesados, refrescos de cola y proteínas animales; la exposición a agentes químicos dañinos; la falta de sueño; la deshidratación, el estrés y los conflictos emocionales—, tus células, tejidos y órganos se congestionan y se asfixian. En tales circunstancias, tus órganos, incluido el cerebro, empieza a *anegarse* de desechos tóxicos y les resulta imposible llevar a cabo la enormidad de funciones que realizan. Eso lleva a anomalías metabólicas, a una lenta pero inexorable destrucción de tejidos y órganos, a un envejecimiento prematuro y a una gran fatiga.

Cualquier enfermedad o síntoma de enfermedad se origina a partir de algún tipo de obstrucción. Así, por ejemplo, un capilar bloqueado no puede aportar el vital oxígeno y los nutrientes a las partes del organismo que sustenta. Para sobrevivir, esas células recurren a medidas extremas de supervivencia, y, claro está, muchas de las células afectadas no sobrevivirán a la hambruna y simplemente morirán.

Sin embargo, otras células más resistentes se acoplarán a esa adversa situación por medio de un proceso de mutación y aprenderán a utilizar los desechos metabólicos retenidos, como el ácido láctico, para cubrir sus requerimientos energéticos. Esas células pueden compararse a un hombre en el desierto que, falto de agua, opta por beberse su propia orina para sobrevivir un poco más. Las mutaciones celulares que conducen al cáncer son simplemente el último intento del organismo de evitar su desaparición a través de una sobrecarga de toxinas y un deterioro orgánico estructural.

Pero si decides responsabilizarte de tu salud y empezar de cero, aquí encontrarás lo que tienes que hacer. Puedes conseguir una profunda pero suave limpieza de tu organismo con la limpieza hepática y de la vesícula. Déjame que empiece explicándote por qué es tan importante eliminar los cálculos biliares.

Eliminar las «obstrucciones» para tener una buena salud

He aquí una creencia interesante: las piedras o cálculos se encuentran sólo en la vesícula biliar. Pues bien, te sorprenderá saber que la mayoría de los cálculos se forman en realidad en el hígado, y, en comparación, muy pocos en la vesícula.

¿Y qué son los cálculos? La mayoría de las piedras del hígado están formadas por los mismos componentes inocuos que se encuentran en el líquido biliar, siendo el colesterol unos de los principales ingredientes. Algunas piedras están formadas por ácidos grasos y otras sustancias orgánicas que han acabado en los conductos biliares. El hecho de que la mayoría de esas piedras sean meros grumos de bilis solidificada y otras sustancias orgánicas hace que prácticamente sean invisibles en las pruebas radiológicas y en los escáneres. Mientras la población del hemisferio occidental raramente desarrolla piedras calcificadas en el hígado, la población asiática, concretamente en China y Japón, es más frecuente que las desarrolle.

Las piedras en la vesícula biliar son diferentes de las del hígado. En este órgano, cuya principal función es producir bilis, el 20 % de las piedras está formado exclusivamente por minerales, sobre todo por sales cálcicas, cristales de colesterol y pigmentos biliares. Si bien en las pruebas diagnósticas esas piedras duras y posiblemente grandes se detectan fácilmente, las piedras más blandas y no calcificadas del hígado no pueden verse.

Tan sólo cuando los conductos biliares del hígado quedan bloqueados por un exceso de piedras mayoritariamente de colesterol (entre un 85 y un 95 % de colesterol), una prueba ultrasónica revela lo que generalmente se denomina un *hígado graso*. En un caso así, las imágenes obtenidas por ultrasonidos muestran un hígado casi totalmente blanco (y no casi negro). Lo creas o no, un hígado graso puede llegar a acumular hasta 70.000 piedras antes de colapsarse y dejar de funcionar.

Las personas con enfermedades crónicas suelen tener miles de piedras bloqueando los conductos biliares del hígado y algunas en la vesícula biliar. Si se eliminan esas piedras por medio de una serie de limpiezas hepáticas y de la vesícula y manteniendo un estilo de vida y una dieta equilibrados, esos dos órganos pueden recuperar su eficacia primaria, y la mayoría de los síntomas de malestar o enfermedad puede empezar a remitir.

Podrás ver cómo las alergias persistentes disminuyen o desaparecen, el dolor de la espalda se desvanece, y la energía y el bienestar mejoran de manera significativa. Liberar de piedras los conductos biliares es una de las maneras más efectivas para recuperar la salud.

¿Por qué es así? El hígado ejerce un control directo sobre el crecimiento y funcionamiento de cada una de las células del organismo. Cualquier disfunción, deficiencia o crecimiento anómalo se debe en gran parte al mal funcionamiento del hígado. Aunque pierda hasta un 60 % de su eficacia original, el hígado, con su extraordinario diseño y sus múltiples recursos, puede seguir funcionando con normalidad, como indican los valores en sangre. Por increíble que parezca, el origen de la mayoría de enfermedades, incluido el alzhéimer, puede rastrearse hasta el hígado.

Ello se debe a que este órgano realiza cientos de funciones y está conectado con todo el cuerpo. En cada momento del día, esta víscera vital está involucrada en producir, procesar y abastecer enormes cantidades de nutrientes a unos 60 o 100 billones de células del cuerpo humano. Cada célula es en sí misma una especie de ciudad microscópica de una complejidad enorme que genera miles de millones de reacciones bioquímicas por segundo.

Para mantener sin interrupciones esa increíble diversidad de actividades en todas las células del cuerpo, el hígado tiene que abastecerlas de un constante e ininterrumpido flujo de nutrientes, enzimas y hormonas. Con su intrincado laberinto de venas, conductos y células especializadas, el hígado necesita estar totalmente despejado a fin de mantener una línea de producción libre de problemas y un sistema de distribución fluido en todo el cuerpo.

El hígado no es tan sólo el principal órgano responsable de la distribución y regeneración del combustible que abastece al cuerpo, entre sus actividades se encuentran las de la descomposición de complejas sustancias químicas y la síntesis de las proteínas. Actúa a manera de filtro o dispositivo de limpieza de la sangre; desactiva un número determinado de hormonas, alcohol y fármacos. Su función es neutralizar esas sustancias biológicamente activas de manera que pierdan sus efectos potencialmente nocivos: un proceso que se conoce como desintoxicación.

Las células especializadas de los vasos sanguíneos del hígado (células Kupffer) limpian los elementos dañinos y los organismos infecciosos que llegan flotando de los intestinos. El hígado excreta el material de desecho que resulta de esas acciones a través de la red de sus conductos biliares.

Un hígado sano recibe y filtra 1,4 litros de sangre por minuto y produce de 1 a 1,5 cuartos de bilis al día, esto asegura que las actividades del hígado y del resto del organismo sean fluidas y eficaces.

Las piedras que obstruyen los conductos biliares disminuyen notablemente la capacidad del organismo de desintoxicar cualquier provisión externa y sustancias dañinas generadas internamente en la sangre. Esos cálculos impiden asimismo que el hígado aporte la cantidad adecuada de nutrientes y también energía a las zonas adecuadas del organismo y en el momento adecuado. Con ello se altera el delicado equilibrio del cuerpo, llamado homeostasis, lo cual conduce a la disrupción de sus sistemas y a un estrés injustificado de sus órganos.

¿No es sorprendente y bastante irónico que un órgano tan vital para la desintoxicación del cuerpo pueda llegar a quedarse tan atascado? ¿Cómo realizan el hígado y la vesícula la tarea de limpieza? El proceso es en realidad bastante sencillo; el efecto de la limpieza se debe a la ingesta de un preparado con aceite que provoca una potente y rápida descarga de la bilis del hígado y de la vesícula. El flujo biliar va acompañado de las toxinas y de las piedras de colesterol del hígado y de las piedras calcificadas de la vesícula. Tanto el hígado como la vesícula liberan toxinas y piedras en el conducto biliar común.

Este tratamiento de limpieza incluye además tomar diversas dosis de sulfato de magnesio (sales Epsom), lo cual relaja los conductos biliares y los mantiene bien abiertos durante el proceso de liberación, asegurando así el paso de piedras a través del tracto intestinal. Las piedras entran en el duodeno (la primera parte del intestino delgado), donde el conducto biliar común se une al conducto pancreático. A partir de ese momento las piedras y las toxinas viajan por el intestino grueso y son excretadas. Para una guía completa de esta limpieza, consulta mi libro *La limpieza hepática y de la vesícula*, de Ediciones Obelisco.

Por qué es tan importante una buena nutrición

Como he mencionado anteriormente, la enfermedad es el resultado de muchos elementos y del modo en que éstos se combinan entre sí. Una de las maneras de asegurar que tu salud no sea tan vulnerable es echar un vistazo a fondo a todo lo que guardas en la nevera.

Recuerda que todo lo que pones en tu plato afecta a tu cuerpo de una manera u otra.

Por consiguiente, es absolutamente imprescindible que los alimentos que elijas mantengan y apoyen al cuerpo en todas sus funciones naturales, en vez de suponer una traba para él. Una dieta sana y equilibrada te recompensará enormemente manteniendo tu salud y bienestar.

Lamentablemente, lo que hoy día denominamos *alimentos biológicos* eran tan sólo hace unas cuantas generaciones simplemente *comida*. Pero la agricultura moderna controla con mano de hierro la producción de alimentos y eso significa que los productos naturales, libres de tóxicos, son cada vez más y más difíciles de encontrar. Es una auténtica tragedia que los alimentos completos, naturales y no contaminados se consideren hoy día artículos de lujo.

Pero aunque tengas que invertir un dinero extra en comprar alimentos producidos ecológicamente, esa inversión te ahorrará a largo plazo mucho dinero y mucho dolor. Gran parte de los alimentos que tomamos están impregnados de fertilizantes químicos y pesticidas y se cultivan a partir de semillas modificadas genéticamente. Esta combinación mortal no sólo acaba con los nutrientes de los alimentos, sino que además acumula sustancias químicas en el organismo, produce su inflamación y lleva finalmente a la enfermedad crónica. Lo mismo sucede con los alimentos procesados, los cuales contienen numerosos aditivos sintéticos, como el glutamato monosódico (GMS) y los colorantes artificiales.

El número de toxinas que asaltan al cuerpo por vía de los alimentos que tomamos actualmente es ciertamente impactante, y, lo que es peor, la mayoría de esas sustancias dañinas e innaturales están etiquetadas como *seguras* por los perros guardianes de agencias como la FDA (Agencia Norteamericana de Alimentos y Medicamentos), que supuestamente protegen a los consumidores de productos insanos. La razón es que la FDA y otras agencias similares son muy vulnerables a los grupos de presión de los sectores agrícolas y de pesticidas y permiten que esos potentes cárteles tengan nuestra salud en sus manos.

Ningún órgano del cuerpo queda a salvo de este problema –especialmente el cerebro–, por esa razón, el alzhéimer es una enfermedad que ahora aparece con mayor frecuencia que nunca. Así pues, elige con cuidado los alimentos que tomas y tu cuerpo te lo agradecerá.

El ayuno contribuye a la regeneración neuronal

Según investigadores de Instituto Nacional de Estudios sobre el Envejecimiento de Baltimore, los períodos regulares de ayuno pueden proteger al cerebro de enfermedades degenerativas. Pero que no se te vaya la mano: el tiempo es un elemento esencial en este proceso, pues ayunar en exceso es dañino. Los científicos aconsejan ayunar una o dos veces por semana reduciendo la ingesta diaria a 500 calorías.

«Reducir la ingesta calórica puede ayudar a tu cerebro, pero hacerlo reduciendo la cantidad de comida no es el mejor método para poner en marcha esa protección. Es seguramente mejor seguir unas pautas intermitentes de ayuno, en las que apenas comes nada, y después períodos en los que comes tanto como desees», aconseja el doctor Mark Mattson, responsable del laboratorio del Instituto de Neurociencia,

Es bien sabido que una dieta baja en calorías contribuye a una mayor esperanza de vida. Estudios realizados han demostrado que los ratones criados con una cantidad limitada de alimentos viven un 40 % más que los grupos de control, y en los seres humanos se ha advertido un efecto similar. La investigación de Mattson amplía este principio para sugerir que una dieta baja en calorías no sólo alarga la vida, sino que también enriquece la vida en el sentido de que evita enfermedades que afectan al cerebro, entre ellas las apoplejías y el alzhéimer.

Mattson y su equipo advirtieron que en el cerebro, el crecimiento neuronal reacciona con la caída en picado de la entrada de energía en él, de manera similar a como las células musculares se ven influenciadas por el ejercicio. Dicho de otro modo: los períodos de ayuno intermitente crean un estrés leve en el sistema de mensajería de la química corporal que estimula el crecimiento neuronal y crea un efecto global beneficioso.

Esto puede parecer una correlación improbable, pero la culpa la tiene la evolución: aquéllos de nuestros antepasados que sobrevivieron tenían unos cerebros que trabajaban bajo presión. Mattson afirma: «Nuestros antepasados, cuando escaseaban los víveres, se las tenían que apañar como podían, aquéllos cuyos cerebros respondían mejor, los que recordaban dónde podían encontrar víveres o cómo evitar a los predadores eran quienes conseguían alimentos». Por consiguiente, es posible que se desarrollara un mecanismo por el que períodos de hambruna y crecimiento neuronal vayan unidos.

Si lo del ayuno te suena complicado, piensa en que dejar de comer durante un día no es muy difícil si sabes que después comerás libremente lo que desees. Mattson señaló: «Hemos descubierto que, desde un punto de vista psicológico, funciona bastante bien. Puedes soportar dejar de comer cualquier alimento durante un día si sabes que los cinco días siguientes podrás comer lo que quieras».

¿Puede controlarse realmente el alzhéimer con una buena nutrición?

En Estados Unidos, el Instituto Nacional de la Salud plantea a los llamados *expertos* una pregunta decisiva: ¿puede prevenirse el alzhéimer? Gracias a la influencia de los grupos de presión y de la Big Pharma, contestan que lamentablemente no se puede hacer nada para evitar la aparición del alzhéimer.

Mientras tanto, los defensores de la medicina natural sacudían la cabeza, ya que extensas investigaciones, tanto científicas como anecdóticas confirman que un estilo de vida natural pueden ayudar a prevenir cualquier enfermedad crónica, incluido el alzhéimer. De modo que: ¿puede controlarse realmente el alzhéimer con una buena nutrición?. La respuesta es corta: «¡sí!».

La enfermedad de Alzheimer, como ya hemos mencionado, es en parte el resultado de una alteración metabólica. Las subidas de azúcar en sangre y la resistencia a la insulina, los malos hábitos alimentarios y la acumulación de toxinas en el organismo debido a la continua exposición a las toxinas del medioambiente y del hogar son factores que contribuyen a la degeneración de las células cerebrales, lo cual ocasiona la enfermedad de Alzheimer. De hecho, algunos investigadores médicos se han llegado a referir al alzhéimer como diabetes tipo 3, tan relacionadas como están las dos enfermedades.

Así pues, una de las mejores maneras de evitar el alzhéimer es adoptar una dieta natural que no contenga alimentos procesados o artificiales, como los hidratos de carbono refinados (harina y azúcar blancos) o el sirope de maíz con alto contenido en fructosa.

Una dieta repleta de calorías, sobre todo de calorías procedentes de hidratos de carbono y azúcares, incrementa los triglicéridos en el organismo, los cuales se depositan en las células grasas en la mediana edad. Las personas que siguen ese tipo de dietas son mucho más propensas a tener sobrepeso u obesidad y desarrollar diabetes que las que siguen dietas bajas en calorías, sanas. Y puesto que la obesidad y la diabetes son factores de riesgo de alzhéimer, esas personas son mucho más proclives a desarrollar esa enfermedad.

Hazte mediterráneo

Pero ¿cuál es exactamente la mejor dieta sana? Según un estudio aparecido en el *Journal of the American Medical Association* (Revista de la Asociación Médica Norteamericana) la dieta mediterránea (acompañada, por supuesto, de ejercicio físico) puede ser efectiva a la hora de reducir el riesgo de sufrir la enfermedad de Alzheimer. Esta dieta consiste en abundancia de alimentos frescos, entre ellos verduras de hojas verdes, tomates, cítricos y otras frutas. Además contiene muchos productos ricos en ácidos grasos omega 3, como frutos secos, pescado y aceite de oliva extra virgen. Todos esos alimentos tienen una gran riqueza nutricional en forma de grasas sanas, vitaminas, minerales y proteínas. También contienen enzimas que pueden disminuir de manera natural la inflamación, ayudando así a evitar y combatir las enfermedades crónicas.

Existen otras terapias nutricionales que también pueden ayudar a prevenir el alzhéimer. Los estudios publicados en la revista Neurology confirman que quienes toman ácidos grasos omega 3 tienen muchas menos probabilidades de contraer alzhéimer. Añaden también que el consumo de vitaminas B, C, D y E influyen positivamente en mantener una buena capacidad cognitiva en el otoño de la vida. Los participantes en el estudio obtuvieron puntuaciones mucho mejores en los test mentales que las personas que tomaron alimentos pobres en esos nutrientes.

Ese estudio se realizó con unas 100 personas de un promedio de edad de 87 años, todos ellos con pocos factores de riesgo de problemas de memoria. Se les hicieron análisis de sangre para comprobar sus niveles de nutrientes, test para comprobar su memoria y sus habilidades mentales, y también escáneres MRI (imágenes por resonancia magnética) para medir su volumen cerebral. Los investigadores descubrieron que los sujetos del estudio tenían carencias de las vitaminas D y B_{12}. Sorprendentemente, una cuarta parte de ellos tenían un déficit de vitamina D.

El estudio demostró que aquellos que tenían niveles bajos de vitaminas B, C, D y E obtuvieron peores resultados en las pruebas de memoria y habilidades cognitivas que sus compañeros de estudio. También mostró que los que tomaron alimentos ricos en grasas trans –presentes en los alimentos procesados, fritos o en la comida rápida, así como en la margarina–, obtuvieron peores resultados en los test mentales que quienes tomaban menos grasas trans, y tenían menos probabilidades de sufrir la reducción cerebral que se asocia al alzhéimer.

La dieta mediterránea y la prevención del alzhéimer

Según un estudio aparecido en el semanario *Archives of Neurology*, una dieta mediterránea puede significar una significativa reducción en el riesgo de sufrir alzhéimer. Conocida por su capacidad para proteger del colesterol alto, la hipertensión y la diabetes, la dieta mediterránea –definida como rica en legumbres, verduras, pescado y grasas monosaturadas, como el aceite de oliva– puede también proteger y mejorar las funciones cerebrales.

En el estudio, los científicos siguieron los hábitos dietéticos de unos 500 pacientes con un leve deterioro cognitivo y de unos 1400 pacientes sanos durante el transcurso de 4-5 años. Al final del estudio, 275 pacientes del grupo sano habían desarrollado un leve empeoramiento cognitivo. De ellos, el tercio de los que siguieron más estrictamente la dieta mediterránea fue un 28 % menos proclive a desarrollar un deterioro cognitivo leve que el tercio que siguió menos fielmente la dieta.

El trabajo clínico demostró también que la dieta mediterránea contribuyó a que los pacientes que ya sufrían un deterioro mental leve no desarrollaran de pleno la enfermedad de Alzheimer. El tercio que siguió la dieta de manera más estricta vio disminuida la posibilidad de desarrollar la enfermedad un 48 %, en comparación con el tercio que se implicó menos en la dieta.

El enfoque mediterráneo basado en comer de manera sana atrajo la atención de los científicos cuando éstos se dieron cuenta de que el contenido en grasas de las dietas tradicionales de Grecia e Italia era el mismo que en Estados Unidos, pero la incidencia de enfermedades de corazón en los países mediterráneos era mucho menor. Cuando aislaron los factores causales, los investigadores descubrieron que la dieta norteamericana tradicional es muy rica en grasas saturadas y se centra más en las carnes y en los lácteos que en las verduras y las legumbres, mientras que la dieta mediterránea utiliza grasas insaturadas y se apoya más en las verduras y las legumbres y sólo de vez en cuando en los lácteos y las carnes.

Una dieta sana disminuye un 40 % el riesgo de sufrir alzhéimer

Aquí tienes unas cuantas cifras que reafirman los argumentos de la dieta mediterránea. Según los investigadores de la Universidad de Columbia, la dieta mediterránea puede reducir el riesgo de alzhéimer hasta en un 40 %. El estudio se hizo con unos 2000 pacientes, de 65 y más años, durante un período de 4 años. Cada 18 meses, analizaron los casos de pacientes con alzhéimer y registraron que las personas que tomaban menos carnes rojas, productos lácteos y alimentos procesados, y más frutas, frutos secos, verduras crucíferas y verduras de hojas verdes (esenciales en la dieta mediterránea), tenían menos posibilidades de desarrollar la enfermedad. La dieta, además de protegerlos del alzhéimer, los protegió de sufrir apoplejías y otras enfermedades crónicas.

Controlar el peso

Ya hemos hablado de cómo la obesidad contribuye al desarrollo de la diabetes. Estas dos enfermedades crónicas están absolutamente vinculadas, pero ahora los estudios indican que el exceso de peso, especialmente a mediana edad, puede llevar a desarrollar alzhéimer. Pero aquí cruzamos una línea muy fina pues, según evidencia un estudio publicado en *Neurology*, un peso corporal bajo (medido por el IMC, o índice de masa corporal) durante la mediana edad es otro factor de riesgo de esta temida enfermedad.

Utilizando las avanzadas técnicas de diagnóstico del cerebro por la imagen, los investigadores observaron a unos 500 pacientes con diversos niveles de deterioro cognitivo −desde problemas de memoria de cualquier tipo a un diagnóstico en firme de alzhéimer−, para comprobar los biomarcadores asociados a esta enfermedad. Después, comprobaron el peso corporal de cada paciente y compararon sus IMC con los escáneres de sus cerebros.

Lo que descubrieron fue especialmente sorprendente, pues es bien sabido que un IMC bajo es un claro signo de una mejor salud. Los científicos descubrieron que las personas con un deterioro cognitivo leve con más biomarcadores de alzhéimer tenían también un IMC bajo. Esto se debe a que un peso corporal bajo unido a una edad avanzada puede ocasionar deterioro en el hipotálamo, una glándula que regula la energía metabólica y que puede causar problemas metabólicos si sufre anomalías.

En resumen: si bien la obesidad puede matarte, también puede hacerlo el estar demasiado delgado. Ésta es una de las principales razones por las que una llamada dieta saludable que no incluya grasas puede causar serios problemas de salud, especialmente con la edad.

Es importante consumir regular y moderadamente grasas saludables, como las que se encuentran en el aceite de oliva o en los frutos secos (nueces, almendras, nueces pecanas, anacardos, etc.).

Grasas «buenas» y ácidos grasos

Dietas como la mediterránea son tan saludables que pueden prevenir el alzhéimer gracias a su gran contenido en polifenoles y ácidos grasos poliinsaturados. Se ha descubierto que esto no sólo facilita el crecimiento de nuevas células cerebrales, sino que además ayuda a conservar sanas las ya existentes.

En un estudio llevado a cabo por la Universitat Autonoma de Barcelona se hizo un seguimiento a ratones alimentados con una dieta rica en polifenoles y ácidos grasos poliinsaturados durante un período de 40 días. Tras analizar los cerebros de los ratones al final de esos 40 días, los científicos concluyeron que la dieta les ayudó a fortalecer las redes neuronales y a prevenir la neurodegeneración y muerte de las células cerebrales. Los ratones alimentados con esta dieta tuvieron un índice mucho más alto de formación de nuevas células en el bulbo olfatorio y en el hipocampo, las dos áreas del cerebro que dirigen la generación de nuevas células.

Esto indica que esas *grasas buenas* y esos ácidos grasos no sólo ayudan a prevenir enfermedades neurodegenerativas como el alzhéimer, sino que además reducen su gravedad si el individuo ya ha desarrollado la enfermedad. ¿No es extraordinario que lo que comes pueda influir tanto en tu salud? Ésta es una razón más para que dejes de lado esos fármacos para el alzhéimer y recuperar el control sobre tu propia salud.

Vitaminas del grupo B

Aunque hablamos de ella como de una única vitamina, en realidad la llamada vitamina B es un grupo de vitaminas, y cada una de ellas y todas en su conjunto tienen una gran influencia en las funciones corporales, especialmente en las relacionadas con el cerebro y la mente. Pueden aliviar la ansiedad, levantar el ánimo, aumentar la energía, suavizar el estrés, quemar las grasas, ayudar a generar neurotransmisores como la serotonina y también a reproducir y reparar el ADN. No hay que subestimar la necesidad que tiene el cuerpo de las vitaminas B.

Un estudio de la Universidad de Oxford informó de que altas dosis de las vitaminas del grupo B pueden reducir significativamente la reducción del cerebro y la progresión de la demencia. Ello se debe a que las vitaminas B, según se ha comprobado, reducen los niveles de la proteína monocisteína, un aminoácido asociado al alzhéimer. Los investigadores quedaron atónitos por el descubrimiento de un tratamiento sencillo y seguro que puede de manera tan eficaz controlar los síntomas de esta enfermedad.

En el estudio, los científicos examinaron a 168 personas que sufrían un deterioro cognitivo leve. A los pacientes se les administró un placebo o bien una píldora que contenía 15 veces más de una dosis diaria estándar de vitamina B_6, cuatro veces la cantidad de una dosis de B_9 y 300 veces más que la dosis estándar de la B_{12}.

Los pacientes que tomaron placebo mostraron una reducción del cerebro dos veces más rápida que los que tomaron las vitaminas B. Teniendo en cuenta cuántos casos de un leve deterioro cognitivo acabaron siendo un alzhéimer en toda regla, esos descubrimientos fueron ciertamente esperanzadores.

La idea de tomar 300 veces más cantidad de la dosis diaria de vitamina B_{12} no parece demasiado aconsejable. Pero no hay por qué preocuparse, pues uno no puede *excederse* con esta vitamina esencial, ya que es soluble en el agua y el cuerpo simplemente excreta el exceso de ella que no metaboliza. La vitamina B_{12} es producida de modo natural por las bacterias beneficiosas presentes en el tracto intestinal de los animales, tanto en los animales carnívoros como en los hervíboros.

Los seres humanos nacemos con un nivel en sangre de 2000 pg/ml de vitamina B_{12}, pero debido a las dietas poco nutritivas de hoy día, ese nivel va disminuyendo continuamente a lo largo de la vida. Entre los síntomas asociados a un déficit crónico de vitamina B_{12} se encuentran el hormigueo en brazos o piernas, el entumecimiento, la dificultad de caminar, la pérdida de memoria, la falta de apetito, el estreñimiento, la desorientación y, por supuesto, la demencia.

Una falta continua de la beneficiosa vitamina B_{12} puede desencadenar y agravar enfermedades degenerativas en todo el cuerpo, incluida una enfermedad neurodegenerativa como es el alzhéimer. De manera que, tomar dosis de esta vitamina (o, lo que es más fácil, asegurarse de que se consume la cantidad adecuada) puede prevenir el alzhéimer.

Con frecuencia se cree que la carne es fuente esencial de vitamina B_{12}, pero ahora se sabe que esta vitamina es muy sensible al calor. Por consiguiente, cocinar la proteína animal hace que el cuerpo no pueda absorber eficazmente la vitamina B_{12} presente en ella. Los microbios naturales presente en la tierra y en los alimentos sin procesar son una fuente mejor y más utilizable.

El ácido fólico y el deterioro cerebral

La reducción del tamaño del cerebro está asociada a dos clásicos síntomas del alzhéimer y de otras formas de demencia: el deterioro cognitivo y la pérdida de memoria. Ambos síntomas se han asociado también con un nivel alto en sangre de un aminoácido llamado homocisteína, que se convierte en una sustancia química llamada acetilcolina, esencial para la formación de nuevos recuerdos.

En el organismo aparecen altos niveles de homocisteína cuando éste es incapaz de metabolizar el aminoácido y convertirlo en acetilcolina, con lo cual queda libremente circulando en la sangre. Algunos investigadores consideran que la homocisteína es un biomarcador del alzhéimer. En la Universidad de Oxford, OPTIMA (Proyecto de Oxford para la investigación de la memoria y el envejecimiento) diseñó un estudio de dos años para descubrir si altas dosis de las tres vitaminas –B_6, B_{12} y ácido fólico– podrían disminuir el ritmo al que empeoraba la memoria de los participantes.

Las conclusiones publicadas en 2010 en el pionero *PLoS ONE*, llamaron enormemente la atención. En primer lugar, las vitaminas mostraron reducir a la mitad el encogimiento en todo el cerebro, en comparación con el cerebro de los participantes que tomaron un placebo. En segundo lugar, y muy significativamente, las vitaminas sólo beneficiaron a quienes tenían un nivel de homocisteina muy alto, de más de 13 (los valores saludables están entre 7 y 10).

Según un estudio publicado en enero de 2008, en *Prostagandinas, Leucotrinas y Ácidos grasos esenciales*, el ácido fólico mejora los niveles en sangre de los ácidos grasos omega 3, esenciales para un buen funcionamiento del cerebro.

El folato o ácido fólico se encuentra en los alimentos, y está presente en el cuerpo humano de manera natural. De modo que es más que probable que la falta de folato se deba a una mala dieta (o a una mala absorción de los nutrientes en un tracto digestivo congestionado). Ésta es una de las principales razones por las que es tan importante realizar limpiezas regulares y seguir una dieta saludable. Entre las mejores fuentes de ácido fólico se encuentran las hojas verdes de los vegetales, la fruta fresca, la cebada, el salvado, el arroz integral, las lentejas, los dátiles, el germen de trigo y los cereales integrales.

Superalimentos igual a superprotección

A pesar de la destrucción que estamos causando en el medioambiente y de la creación de unos estilos de vida altamente tóxicos, la naturaleza no es vengativa. La madre naturaleza, en su extrema generosidad, sigue proveyéndonos pródigamente de alimentos y plantas naturales que llevan siglos, incluso milenios, utilizándose para mejorar la salud.

Esos *superalimentos* son naturales y seguros y tienen poquísimos (si es que tienen) efectos secundarios, sobre todo si se comparan con los peligrosos fármacos y otros *tratamientos* artificiales para la enfermedad. En este apartado, hablaremos de unos cuantos superalimentos naturales que pueden ayudar a prevenir el *alzhéimer*.

Cúrcuma

En la India, cuna de la medicina ayurvédica, la raíz de la cúrcuma se lleva usando desde hace milenios. Se sabe que su extracto, llamado curcumina, tiene muchísimas propiedades, entre ellas un potente efecto antiinflamatorio, y que es también útil para prevenir y tratar desde problemas menstruales a catarros, enfermedades del corazón y cáncer. Ahora, las investigaciones han confirmado que también ayuda a prevenir el alzhéimer.

Se sabe desde hace mucho tiempo que en los países en los que se consume gran cantidad de cúrcuma en las comida, como China, India, y sudeste asiático, los índice de alzhéimer son increíblemente bajos. En la India, por ejemplo, menos de un 3% de adultos de más de 65 años sufren esa enfermedad (en Estados Unidos la cifra es del 10%). Ahora, numerosos estudios confirman que la cúrcuma puede contribuir a inhibir e incluso eliminar las placas beta-amiloides que resultan de la degeneración del cerebro. Un estudio publicado en el *Italian Journal of Biochemistry* informa de que el extracto de cúrcuma puede hacer que la masa cerebral produzca un potente antioxidante llamado *bilirrubina*, el cual protege al cerebro del estrés oxidativo producido por los radicales libres.

Así que no sorprende que las empresas farmacéuticas se estén dando prisa en desarrollar una fórmula sintética de cúrcuma para patentarla, y que a su vez suponga una fuente de enormes beneficios. Mientras, puedes dejar de lado la estupidez de la Big Pharma tomando el extracto de cúrcuma como suplemento o bien simplemente añadiendo esta especia a tus comidas.

Comino

Otra especia deliciosa con un largo historial como uso medicinal es el comino (no confundir con la curcumina). Con él se han tratado exitosamente muchas dolencias, desde diarrea y flatulencias a problemas ginecológicos y enfermedades respiratorias. Más recientemente, la ciencia ha añadido a la lista de beneficios del comino la mejora de la memoria y del estrés. Un estudio realizado en 2009 determinó que el comino es incluso más potente que la mucho más conocida vitamina C.

En julio de 2011, un estudio publicado en *Green Med Info* demostró que la administración diaria de comino en ratas hizo disminuir sus niveles de estrés y mejoró sus resultados en pruebas cognitivas de aprendizaje, retención y memoria. En el estudio se dio a las ratas dosis de 100, 200, y 300 mg por cada kilo de su peso una hora antes de exponerlas a un estresor externo.

Los análisis demostraron que las dosis administradas inhibían los cambios bioquímicos inductores del estrés y mejoraban la memoria y el nivel cognitivo de esos animales. Los autores del estudio resumieron así su trabajo: «Este estudio supone a un soporte científico que avala la función que el extracto de comino tiene en cuanto a sustancia antioxidante y antiestrés, y en la mejora de la memoria, y además confirma que ayuda a combatir los trastornos vinculados al estrés». El comino es una especia deliciosa y segura, que reduce el nivel de estrés e incluso mejora la memoria. ¡Añádela a tu lista de la compra!

Salvia

La salvia es otra planta comprobada a lo largo del tiempo y muy conocida por su delicioso sabor y sus beneficios medicinales. Muy apreciada por los antiguos romanos como conservante, la salvia pertenece a la misma familia que la menta y contiene los benéficos flavonoides y ácidos felónicos. Estos componentes son antiinflamatorios y protegen al organismo del estrés oxidativo y del deterioro que llevan a la enfermedad crónica. En Inglaterra, el Medicinal Plant Research Centre (Centro de investigación de plantas medicinales) realizó un estudio comparando pastillas de aceite de savia y pastillas con placebo. Los pacientes que tomaron el aceite de salvia hicieron mejor los test de memoria que los que tomaron placebo. Otro estudio de investigación mostró que la salvia contiene unos compuestos no diferentes a las versiones sintéticas desarrolladas por la Big Pharma para los fármacos recetados para tratar el alzhéimer. Es probable que esas versiones artificiales sean dudosamente efectivas en comparación con el original: especialmente con la salvia fresca, con un aroma, sabor y beneficios en su máximo apogeo. Una pizca de salvia seca sigue teniendo aroma y beneficios para la salud.

Canela

La canela es una de las especias más populares del mundo actual. Pero los investigadores de la Universidad de Tel Aviv han informado de que la canela también puede ser una clave importante en la prevención de alzhéimer. El estudio realizado concluyó que la corteza de la canela puede ayudar a inhibir las placas del cerebro que surgen a consecuencia del alzhéimer.

En dicho estudio, los científicos aislaron los compuestos activos de la canela y alimentaron con una solución de éstos a unos ratones modificados genéticamente para desarrollar un tipo de alzhéimer especialmente agresivo. Al cabo de cuatro meses, observaron que los ratones alimentados con el extracto de canela mostraban una progresión considerablemente más lenta de la enfermedad. De hecho, sus niveles de energía, actividad y longevidad fueron comparables a los del grupo de control de ratones sanos.

En los experimentos de probeta, los investigadores descubrieron también que los compuestos activos de la canela *desenmarañaban* con éxito los grumos de tejido cerebral dañado. Es verdaderamente fascinante que una sustancia natural que los seres humanos llevan siglos tomando pueda hacer tanto por ayudar en la prevención del alzhéimer.

Pero ¿cuánta canela es necesaria? La mayoría de los nutricionistas aconsejan consumir de 500 a 1000 miligramos al día. Pero como esta especia no tiene efectos secundarios, no es probable que eso sea una cantidad excesiva. Prueba a espolvorearla en los cereales del desayuno, en el té o bien junto a la cúrcuma y el comino en un saludable y sabroso curry.

Romero

Apreciado por su maravilloso sabor a bosque fresco y por su fragancia, el romero se lleva utilizando para mejorar la memoria y la capacidad cognitiva desde los tiempos de los antiguos griegos. De hecho, los estudiantes de la antigua Grecia, a fin de aumentar su capacidad mental, en los exámenes solían colocarse una corona de romero en la cabeza.

Hoy día, los estudios publicados en el *Journal of Neurochemistry* y en *Nature Reviews Neuroscience* confirman lo que los griegos reconocían hace milenios. El romero contiene un ingrediente llamado ácido carnósico (AC) que funciona como un antioxidante y combate a los radicales libres que deterioran el cerebro. Así pues, puede proteger el cerebro de la degeneración y del estrés oxidativo que lleva al deterioro cognitivo y al alzhéimer, manteniéndolo joven, fuerte y despierto.

El romero es además un potente desintoxicante, asiste al sistema digestivo y ayuda a neutralizar y eliminar las toxinas del organismo para crear un estado de salud integral. Estimulando el hígado y limpiando el tracto digestivo, ayuda a la digestión y asegura una mejor absorción de los nutrientes.

Además, el romero puede reducir la inflamación en todo el cuerpo y combatir los síntomas de retención de agua. De este modo, actúa como un diurético suave que mantiene los nutrientes esenciales del organismo, como el sodio, el potasio y el cloruro, en claro contraste con los diuréticos convencionales que aceleran la eliminación de esos importantes minerales. Y, por otra parte, esta planta es deliciosa, natural y totalmente segura. No hay peligro en excederse con ella.

Café de tueste oscuro

Otra fuente importante de antioxidantes que puede evitar el estrés oxidativo y el deterioro que causan los radicales libres en el organismo es el café. Una ración de café contiene más antioxidantes que una ración de arándanos, frambuesas o naranjas, y cuatro veces más de antioxidantes que el té verde.

Según las investigaciones publicadas en el *Journal of Alzheimer's Disease* (Publicación sobre la enfermedad de Alzheimer), un componente químico presente en el café funciona junto a la cafeína para prevenir el desarrollo y la progresión del alzhéimer; y lo hace estimulando el suministro en sangre de una proteína compleja llamada GCSF, la cual ha demostrado que ralentiza el progreso de la enfermedad.

En el estudio, los investigadores observaron los efectos del café en ratones alterados genéticamente para que desarrollaran la enfermedad de Alzheimer. Los ratones que recibieron una dieta en la que se incluía el equivalente a 4 o 5 tazas de café al día tenían un nivel mucho más alto de GCSF que los del grupo de control, lo cuales recibieron tan sólo agua o café descafeinado.

Los científicos percibieron tres maneras en las que cantidades mayores de GCSF mejoraban la función de la memoria. En primer lugar, la GCSF estimula a las células madre a que penetren en el cerebro y eliminan las dañinas placas de beta-amiloides que aparecen en el alzhéimer. La GCSF contribuye también a la creación de nuevas conexiones en el cerebro y ayuda a aumentar el número de nuevas neuronas.

Un estudio finlandés se propuso determinar los efectos a largo plazo de la cafeína sobre las funciones cognitivas. Se publicó en el *Journal of Alzheimer's Disease,* en el estudio los investigadores observaron a un número de pacientes por un período de 21 años. Al final de la investigación, 1400 pacientes de edades comprendidas entre los 65 y los 79 años habían completado la evaluación. De ellos, 61 sufrían demencia, con 48 casos diagnosticados de alzhéimer.

Los datos analíticos mostraron que aquellos que durante la edad madura bebían café moderadamente tenían un menor riesgo de sufrir alzhéimer que quienes bebían poco o ningún café. Por increíble que parezca, quienes bebían de 3 a 5 tazas de café al día disfrutaron de un 65 % menos de probabilidades de desarrollar alzhéimer.

Otro estudio demostró que cuanto más oscuro era el tueste, más saludable era la vaina de café. El café de tueste oscuro tiene más antioxidantes que el de tueste claro. Así, por ejemplo, un estudio en *Molecular Nutrition and Food Research* mostró que el café de tueste oscuro restablecía mejor los niveles en sangre de vitamina E y del antioxidante glutatión que el café de tueste ligero. Y además cuenta con menos cantidad de cafeína.

A quienes conocen mi trabajo les podrá parecer fuera de lugar mi recomendación a cerca del café. De hecho, he hablado con frecuencia en mis libros de los potenciales peligros de esta bebida. Es cierto que el café es un fuerte diurético y puede ocasionar una deshidratación crónica grave, lo cual puede desencadenar diversos problemas de salud. Y también es cierto que la cafeína, en grandes cantidades, es dañina.

Pero, al igual que sucede con otras plantas y hierbas naturales, el café es beneficioso para la salud si se consume moderadamente. Y dado que la mayoría de los norteamericanos obtienen gran parte de la ingesta diaria de antioxidantes del café que beben, es una buena idea hacer que un hábito diario trabaje a favor de la salud, y no en su contra (la moderación es la clave).

¿Significa eso que puedes ir a la cafetería más cercana, pedir un café azucarado y espumoso y llamar a eso una bebida saludable? ¡Por supuesto que no! Añadir leche, azúcar y más cosas a tu café reduce sus beneficios de manera automática.

Como en cualquier sustancia medicinal natural, la calidad del café es extremadamente importante. La mayoría del café producido en el mundo moderno está repleto de pesticidas. Por otra parte, muchas personas compran el café molido, en vez de entero, lo cual hace que a menudo se ponga rancio antes de consumirlo. En vez de ello, disfruta de pequeñas cantidades de café, sin crema o azúcar, asegúrate de que sea fresco en cuanto al molido y al tostado y utiliza filtros que no estén blanqueados con cloro. Lo ideal es optar por café de tueste oscuro de cultivo biológico. Por otra parte, debes beber más agua para compensar los efectos diuréticos del café.

Arándanos

Fruta favorita de muchas personas, los arándanos no sólo son una opción muy saludable, sino que además contribuyen a aminorar el deterioro cognitivo. En un estudio de la Universidad de Reading, Inglaterra, publicado en *Free Radical Biology and Medicine* (Biología y medicina de los radicales libres), se añadieron arándanos a una dieta regular durante un período de tres meses. Al cabo de apenas tres semanas, se observaron mejoras en la capacidad cognitiva y en las tareas de trabajo espacial, mejoras que continuaron a lo largo de todo el estudio. Ello se debe a la enorme presencia en los arándanos de flavonoides antioxidantes. Se observó asimismo una mejora tanto en la memoria inmediata como en la remota.

Al igual que los polifenoles, los flavonoides fortalecen las conexiones que existen en el cerebro y desencadenan la regeneración de las células cerebrales. El doctor Matt Whiteman, colaborador destacado del estudio afirmó: «Esto no sólo confirma científicamente que tomar arándanos es bueno para la salud, sino que además sostiene que una dieta base complementada con esta fruta puede potencialmente aumentar la capacidad de la memoria y su función en el futuro».

Fresas

El Instituto Salk de Estudios Biológicos realizó un trabajo científico en el que demostró que un tipo de flavonoides presentes en las fresas –y también en los tomates, cebollas, manzanas, naranjas, uvas, melocotones, caquis y kiwis– pueden contribuir a mejorar la función cognitiva y evitar el deterioro de la memoria en el alzhéimer.

Se estudió la función del flavonoides llamado *fisetina* en ratones divididos en dos grupos, uno de los cuales recibió una dosis mientras que el otro no recibió ninguna, como grupo de control que era. Los investigadores presentaron a los ratones dos objetos cada día, y uno de ellos lo retiraban a diario. Comprobando el tiempo que pasaba cada animal con el objeto nuevo, en comparación con el viejo, determinaron su capacidad de recordar cuáles objetos les eran familiares y cuáles no lo eran. Descubrieron que los ratones que recibían fisetina podían hacerlo mucho más rápidamente que los ratones del grupo de control.

Al igual que en el caso de los flavonoides de los arándanos, se concluyó que la fisetina aumenta el número y la potencia de las conexiones neuronales en el cerebro y estimula el crecimiento de nuevas células en él. La fisetina es además rica en antioxidantes y puede por consiguiente proteger al cerebro del estrés oxidativo, así como de la neurodegeneración que se manifiesta en el caso del alzhéimer.

Fruta y zumos de fruta

Según un estudio llamado Proyecto Kame, las personas que beben zumos de fruta tienen un menor riesgo de sufrir alzhéimer. Los estudiosos hicieron un seguimiento de alrededor de 2000 personas, residentes en Japón, Hawái y Washington, durante 10 años. A los pacientes se les realizó un examen médico en 1991 y después, cada 2 años, se les fue revisando la agudeza mental.

Tras controlar otros factores, como el tabaquismo, el nivel de educación y de actividad física, los investigadores determinaron que quienes bebían zumos de fruta de manera regular (al menos 3 veces por semana) tenían un 75% menos de posibilidades de sufrir alzhéimer. Y quienes bebían menos zumo (1 o 2 veces por semana) tenían un 16% menos de correr ese mismo riesgo. El beneficio era notable en pacientes que dieron positivo en los marcadores genéticos asociados al alzhéimer.

Los científicos llegaron a la conclusión de que los potentes antioxidantes presentes en la fruta y conocidos como *polifenoles* protegen activamente del estrés oxidativo del cerebro, y por consiguiente evitan la neurodegeneración que conduce al alzhéimer. Es importante destacar que esos potentes polifenoles se encuentran especialmente en la piel de las frutas. Aunque la mayoría de la gente suele pelar la fruta, eliminando así los polifenoles, es posible encontrarlo en los zumos cuando éstos se hacen con toda la pieza de fruta. No hay ni que decir que el zumo debe ser siempre de fruta biológica, pues de otro modo el zumo contendría los dañinos pesticidas, anulando cualquier beneficio.

En otro estudio coreano publicado en el *Journal of Food Science* se puso de manifiesto que en la fruta están presentes otros antioxidantes que también contribuyen a los evitar el estrés oxidativo que lleva a la muerte de las células del cerebro y al desarrollo del alzhéimer. Los científicos trabajaron con células de cerebros de ratas y diversos extractos de frutas, después expusieron las células a agua oxigenada para provocarles estrés.

Percibieron que las células tratadas con frutas mostraban un significativo aumento en sus funciones, así como un menor estrés oxidativo, que las células no tratadas con extractos de fruta. Los extractos de manzana, de naranja y de plátano fueron los que mostraron mayores beneficios. En otro estudio se comprobó que los flavonoides hesperidina, hesperetina y neohesperidina, que se encuentran de manera natural en los limones, en las limas y en las naranjas, protegen de un deterioro celular similar.

Antioxidantes

Es bien conocido el dicho anglosajón de «An apple a day keeps the doctor away», algo así como «Come al día una manzana y el médico no entra en casa». Y es cierto: las manzanas y el zumo de manzana fresco ayudan a mantener la salud y mejoran la memoria y la función cognitiva.

Las manzanas son ricas en antioxidantes y en flavonoides que, al igual que los que contienen los arándanos y otras frutas, pueden mejorar la salud cerebral al reducir la inflamación y la oxidación que tiene lugar en el cerebro como resultado del estrés y de los radicales libres. El consumo diario, o cada dos días, de una manzana incrementa además el nivel de un neurotransmisor llamado acetilcolina, lo cual influye en las señales neuorológicas encargadas de la percepción sensorial y del movimiento.

Los antioxidantes presentes en las manzanas ayudan al cerebro a liberarse de las toxinas que se acumulan en él y hacen que las células cerebrales se descompongan y funcionen de manera anómala. Esto se traduce en un nivel más bajo de la proteína beta-amiloide, tan estrechamente vinculada a la enfermedad de Alzheimer, pues se aglutina menos tejido cerebral muerto para rodear la proteína.

En el año 2006, en un estudio realizado por el doctor Thomas Shea en el Centro de Neurobiología Celular e Investigación Neurodegenerativa de la Universidad de Massachusetts, se observaron los efectos del consumo de zumo de manzana en ratones. Su equipo descubrió que el consumo de zumo de manzana puede proteger a las neuronas del estrés oxidativo y del envejecimiento, y mejorar la producción en el cerebro de sustancias químicas que activan la memoria y facilitan la comunicación de las células nerviosas.

El estudio, publicado en el *Journal of Alzheimer's Disease*, engloba una serie de pruebas realizadas en el transcurso de diez años. Los científicos observaron en primer lugar dos grupos de ratones, y alimentaron a uno de los grupos con la cantidad de zumo de manzana equivalente al consumo humano de dos vasos de zumo al día. Con unas pruebas de laberintos determinaron que los ratones que consumieron zumo de manzana realizaban y mantenían mejor y durante más tiempo sus funciones cerebrales que los del grupo de control, cuyos cerebros envejecieron más rápidamente. También descubrieron niveles más bajos de la proteína beta-amiloide en los cerebros de los ratones alimentados con zumo de manzana.

El doctor Shea y su equipo estuvieron estudiando ratones durante años antes de, finalmente, llevar a cabo una prueba en seres humanos para comprobar la efectividad del zumo de manzana. En su estudio, analizaron a 21 individuos de edades comprendidas entre los 72 y los 93 años, que sufrían un alzhéimer de leve a grave. Descubrieron que los pacientes sufrían menos síntomas de ansiedad, agitación y delirio después de beber aproximadamente 250 ml de zumo al día durante un mes. Además, los problemas de comportamiento y síntomas psicóticos descendieron nada menos que un 27 % al final del período de estudio. Su humor mejoró y sus funciones globales también.

Tras completar el estudio multifactorial de 10 años, el doctor Shea llegó a la conclusión de que beber zumo de manzana 3 veces por semana puede reducir hasta en un 75 % la probabilidad de sufrir alzhéimer. Hay un creciente número de pruebas que avalan que además las manzanas pueden proteger el corazón, controlar el peso y reducir la inflamación.

Pero todos esos beneficios no los aporta un zumo cualquiera. Los zumos de manzana pasteurizados, de larga duración, no contienen los mismos nutrientes que el zumo de manzana fresco, sin filtrar y de cultivo biológico. Se trata simplemente de cortar manzanas con piel, semillas y corazón y triturarlas en un buen exprimidor que elimine la fibra que impide una buena absorción y que mantenga todas las beneficiosas enzimas de la fruta, lo cual no hace un exprimidor de alta velocidad.

Ten en cuenta que las manzanas comerciales son uno de los productos alimentarios más contaminados en cuanto a pesticidas se refiere. Así pues, es importante que inviertas en comprar manzanas de cultivo biológico. Ten en cuenta también que hay pequeños agricultores locales a los que no les merece la pena gastar tiempo y dinero en conseguir los certificados oficiales de la agricultura biológica, pero que sin embargo producen y venden fruta y verdura orgánica. Investiga de dónde proceden las manzanas y si las han tratado con pesticidas o no.

¿Qué tienen en común las uvas, el cacao y el té verde?

Según un estudio realizado en el King's College de Londres, las uvas, el caco y el té verde contienen un antioxidante que reduce enormemente el deterioro de las células cerebrales y el proceso degenerativo que lleva al alzhéimer. Dirigido por el doctor Robert Williams, del Centro de Enfermedades Relacionadas con el Envejecimiento, el estudio observó los efectos de la epicatequina, un flavonoide presente en estos tres alimentos.

La epicatequina puede asimismo atravesar fácilmente la barrera hematoencefálica y por consiguiente es especialmente eficaz en la reducción del estrés oxidativo del cerebro. El doctor Williams afirma: «Nuestros descubrimientos avalan la idea general de que una dieta con alimentos o suplementos ricos en flavonoides puede alterar el desarrollo y progresión de la demencia de manera positiva».

Quizás hayas observado la tendencia actual a destacar una lista de superalimentos que pueden contribuir a prevenir el alzhéimer. Y, sí, la fruta es realmente buena. Los mismos colores y sabores que hacen apetecibles esos alimentos constituyen realmente las propiedades que pueden ayudar a sanar el organismo y a mantener una buena salud. Es sorprendente el modo en que la naturaleza cuida de nuestro bienestar, sólo tenemos que dejarla actuar.

Los investigadores indican que los suplementos con las sustancias naturales contenidas en las uvas, el té y el cacao pueden ayudar a mantener las funciones celulares y a evitar el desarrollo de las placas de beta-amiloides, vinculadas al deterioro de las células cerebrales. El estudio, publicado en *Journal of Neuroscience*, se realizó en ratones genéticamente modificados para desarrollar placas de beta-amiloides en sus cerebros. Los científicos alimentaron a algunos de los ratones con extracto de semillas de uva a fin de determinar si ello producía efectos positivos en sus funciones cognitivas, a la vez que administraron un placebo a los ratones del grupo de control. Descubrieron que los ratones que recibieron el extracto de semillas de uva, rico en los llamados polifenoles, experimentaron menos señales de deterioro cognitivo y desarrollaron menos placas beta-amiloides. También superaron a los ratones del grupo de control en las pruebas de memoria espacial.

Los polifenoles, como la epicatequina y la catequina, se encuentran abundantemente en las uvas (y también en el vino), el té y el cacao. A diferencia del resveratrol –un polifenol que sólo es eficaz en reducir las placas beta-amiloides en dosis exageradamente altas–, la epicatequina y la catequina son eficaces incluso en dosis pequeñas. En resumen: son mucho más prácticas para tomarlas a diario, y también una manera deliciosa de mejorar nuestra salud cognitiva.

El doctor Gary Arendash, del Instituto Byrd de Alzheimer afirma: «En la actualidad los investigadores están empezando a darse cuenta del gran beneficio potencial de los componentes naturales en el buen funcionamiento de las funciones cerebrales. Lo que finalmente aprenderán de ello es que a veces no es posible superar a la madre naturaleza».

Zumo de granada: Rico en polifenoles

Un estudio de la revista *Neurobiology of Disease* demostró que beber zumo de granada puede reducir la inflamación cerebral que causa la formación de placas beta-amiloides, reduciendo éstas nada menos que a la mitad.

Investigadores de la Universidad Loma Linda de California estudiaron dos grupos de ratones modificados genéticamente para desarrollar placas beta-amiloides en el cerebro. Al primer grupo sólo se le administró agua, mientras que el segundo recibió un suplemento de zumo de granada con una potencia equivalente a la mayoría de los zumos de esta fruta que se encuentran hoy día en el mercado.

Una de las pruebas consistió en hacer pasar a los ratones por un laberinto. El grupo que tomó zumo de granada realizó esa prueba un 35 % más rápidamente que el grupo que tomó tan sólo agua. Esos ratones encontraron además una manera más directa y eficaz de cruzar el laberinto.

El equipo de investigación analizó también la cantidad de placas de beta-amiloides encontradas en los cerebros de los roedores y descubrieron que los que habían tomado zumo de granada tenían la mitad de placas que los que habían tomado sólo agua. Los investigadores creen que ello se debe a que el zumo de granada cuenta con un gran contenido de polifenoles, los cuales reducen el estrés oxidativo y la inflamación. Hay que admitir que, además, el zumo de granada es delicioso, y por tanto es fácil mejorar la salud al tiempo que uno disfruta de su sabor.

Regaliz

El regaliz contiene una sustancia llamada liquiritigenina (LQ) que también contribuye a evitar la degeneración celular en el cerebro. Un estudio llevado a cabo en la Universidad de Carolina del Sur aisló esta sustancia y observó sus efectos en los tejidos neuronales.

La LQ es un componente natural de los fitoestrógenos que imita a la hormona estrógeno. Existen dos tipos de estrógenos, los cuales están determinados por su unión a los receptores de estrógenos alfa o beta del cuerpo. La mayoría de esas sustancias, como las que se encuentran en la soja, seleccionan los receptores alfa que se encuentran en el cuerpo. La LQ es la única sustancia que se une a los receptores beta, los cuales se encuentran en las células cerebrales.

Es interesante destacar que la LQ del regaliz se ha utilizado tradicionalmente en la medicina china para tratar a mujeres posmenopáusicas. Los autores de este estudio destacaron que una de las razones por las que la LQ es tan prometedora es porque el cuerpo puede absorberla y utilizarla muy fácilmente. De modo que: ¡adelante, toma regaliz que tu cerebro te lo agradecerá!

Frutos secos

Los frutos secos y las semillas son otros de los poderosos *alimentos para el cerebro* de los que la naturaleza está bien surtida. Las investigaciones realizadas han demostrado que esos sabrosos y útiles aperitivos no sólo contribuyen a mejorar el estado de ánimo, sino que además estimulan las funciones cognitivas, permitiendo pensar con más claridad y sentir una mayor sensación de calma y bienestar.

Es interesante destacar que uno de los frutos secos más impresionantes, las nueces, incluso tienen una forma muy similar al cerebro. Es una apariencia muy curiosa la de este alimento que contiene ácidos grasos omega 3 y omega 6, así como las vitaminas E y B_6, todos ellos fuentes excelentes para la nutrición del cerebro. Las semillas de lino son otro alimento extraordinariamente beneficioso que también contiene ácidos grasos omega 3, unas semillas que se pueden triturar y añadir fácilmente a muchas recetas. Esos beneficiosos ácidos grasos ayudan a mejorar la salud sin provocar los peligrosos efectos secundarios que conllevan los medicamentos.

Otra hormona que el cuerpo produce de manera natural y que mejora el ánimo y el bienestar general es la serotonina. Hay ciertos frutos secos y semillas que no únicamente reducen el estrés y suben el ánimo, además producen una sensación de saciedad, lo cual ayuda a controlar el peso corporal. Entre las semillas que pueden contribuir a elevar los niveles de serotonina se encuentran las semillas de calabaza y las de girasol. Las semillas de girasol tienen un gran contenido en tiamina, un tipo de vitamina B que es esencial para la memoria y la función cognitiva.

Entre los frutos secos más beneficiosos se encuentran los anacardos, las almendras y las nueces pecanas. Los anacardos son muy ricos en magnesio, un mineral que ayuda al vaciado de los vasos sanguíneos y aumenta la circulación en el cerebro. Las almendras son una fuente excelente de fenilalanina, un aminoácido que reduce la inflamación en el cerebro y estimula los niveles de dopamina, adrenalina y noradronalina, analgésicos naturales del organismo y de neurotransmisores que mejoran el estado de ánimo. También son ricos en un nutriente estimulante cerebral llamado riboflavina.

Las nueces pecanas contienen otro nutriente esencial muy saludable, la colina. La colina es primordial para que el organismo produzca acetilcolina, un importante neurotransmisor. A medida que envejecemos, disminuye la producción de acetilcolina, de modo que encontrar fuentes naturales de colina para incluirla en la dieta es muy útil para mantener la salud del cerebro y a prevenir enfermedades neurodegenerativas.

Los frutos secos y las semillas contienen boro, un nutriente esencial. Este oligoelemento, según los experimentos realizados por el doctor James Penland, psicólogo, afecta a la actividad elétirica del cerebro, y cuando su nivel disminuye, la lucidez mental también disminuye.

Ácidos grasos omega 3

He mencionado diversas veces los ácidos grasos y lo he hecho por una buena razón. Mientras los ácidos grasos omega 6 se encuentran abundantemente en muchos alimentos comunes, como por ejemplo el maíz, muchas personas tienen niveles preocupantemente bajos de ácidos grasos omega 3. En las enfermedades psiquiátricas, incluida la de Alzheimer, está vinculado a las dietas deficitarias en este esencial ácido graso, llamado también ácido docosahexaenoico (DHA).

Los omega 3 son primordiales para contar con unas funciones cerebrales saludables. El DHA ayuda a las membranas celulares a funcionar adecuadamente, facilitando así la buena trasmisión de las señales del cerebro. Al hacer que las células cerebrales sean más fluidas, los ácidos grasos omega 3 facilitan la comunicación en el cerebro. Dicho de otro modo: la falta de estas útiles grasas entorpecen la comunicación. Esto conduce no sólo a disminuir la habilidad creativa a corto plazo, sino también a una degeneración neurológica a un plazo más largo.

Sin embargo, dado que los ácidos grasos omega 3 se suelen encontrar en los alimentos menos comunes (en Estados Unidos), como el pescado (y otros productos del mar, como las algas), los frutos secos y las semillas de lino, muchas personas no cuentan con niveles básicos de omega 3. Como resultado de ello, esas personas son más propensas a sufrir enfermedades neurológicas que afectan a la memoria y a las funciones cognitivas, entre ellas el alzhéimer.

Los bajos niveles de DHA se asocian a una mayor incidencia de pérdida de memoria, trastorno de déficit de atención, autismo, depresión, trastorno bipolar, esquizofrenia, y alzhéimer. Esto se debe a que una falta de ácidos grasos omega 3 priva casi literalmente a las membranas celulares del cerebro de la nutrición que necesitan para funcionar del modo para el que están diseñadas. Al igual de un coche caro, nuestro cerebro necesita el aceite y el combustible adecuados para mantener su capacidad cognitiva y la salud mental, y para contribuir a su óptimo funcionamiento.

Los ácidos grasos omega 3 tienen además grandes propiedades antioxidantes que permiten aminorar la inflamación del cerebro (así como en cualquier otra parte del organismo). Diversos estudios realizados en Japón han demostrado que los enfermos de alzhéimer que toman suplementos de omega 3 mejoran en el comportamiento y el habla, y sus niveles de depresión disminuyen. Y, obviamente, esos beneficios se extienden a aquellas personas que sin tener alzhéimer desean mejorar su memoria y sus habilidades cognitivas.

Otros ácidos grasos beneficiosos

Otro ácido graso esencial que aporta fluidez a las células cerebrales y contribuye al buen funcionamiento del cerebro es la fosfatidilserina (PS). Nuestro organismo lo utiliza para ayudar a las membranas cerebrales a liberar importantes neurotransmisores como la acetilcolina y la dopamina. Por lo general, nuestro organismo puede producir suficiente cantidad por sí mismo.

Sin embargo, con la edad, nuestro nivel de PS empieza a disminuir. Este problema se acentúa y agrava con la deficiencia de otros ácidos grasos esenciales, como los omega 3 y omega 6, así como el esencial ácido fólico y la vitamina B_{12}. Esto puede causar una serie de problemas neurológicos, desde pequeñas disfunciones cerebrales y ralentización mental a trastornos graves como la depresión, la enfermedad de Parkinson, de Alzheimer y la demencia.

Este problema puede revertirse con una simple complementación de PS. La PS, al reparar las membranas de las células del cerebro, aumenta los niveles de dopamina y serotonina, disminuye el nivel de la hormona cortisol, estimula el crecimiento de nuevas células, fortalece las conexiones entre las células existentes y estimula la actividad cerebral en sus diferentes centros neuronales. También facilita la eliminación de desechos en el cerebro, lo cual da como resultado una menor formación de toxinas en el preciado tejido cerebral.

Se ha demostrado por medio de estudios clínicos que la PS revierte la pérdida de memoria relacionada con el envejecimiento. También contribuye a controlar las más graves anomalías cognitivas del alzhéimer. En un estudio, a pacientes afectados con esta enfermedad se les administró durante tres meses un suplemento de 100 miligramos de PS. El resultado fue que su problema cognitivo mejoró. En otro estudio se vio una mayor mejoría neurológica y psicológica en pacientes que recibieron 400 miligramos diarios.

En el pasado, los complementos de PS derivaban de cerebros de vacas, lo que llevaba a un buen número de problemas éticos y de salud, especialmente a personas vegetarianas o preocupadas por la enfermedad de las vacas locas. Ahora los científicos pueden utilizar un proceso enzimático de la lecitina de soja que transforma la fosfatidilcolina en PS.

Además de ser más éticas y seguras que las pastillas creadas a partir de cerebros bovinos, los complementos derivados de la soja contienen un tipo de PS que es poliinsaturado, y no como los ácidos grasos saturados y monoinsaturados que se encuentran en los complementos derivados del ganado bovinos. Este nuevo tipo de suplemento de PS contiene además algo de DHA (ácidos grasos omega 3).

Las investigaciones avaladas por expertos que fomentan este suplemento son cada vez más y siguen creciendo. Sus increíbles beneficios, así como su seguridad y falta de efectos secundarios, están muy bien documentados. Para conseguir mayores beneficios, elije un complemento de PS derivado de la soja, en vez de uno de origen bovino.

Pros y contras del pescado

Desde hace mucho tiempo se alaba el pescado por sus beneficios para la salud, y también para la salud neurológica. Recientes investigaciones realizadas en la Universidad de Pittsburgh confirman cientos de anécdotas que evidencian que las personas que toman pescado al horno o cocido semanalmente disfrutan de una mejor salud cerebral, mejor preservación del volumen de materia gris en el cerebro y un menos riesgo de enfermedades neurológicas, desde un leve deterioro cognitivo a la enfermedad de Alzheimer.

Dirigido por el doctor Cyrus Raji, del Centro médico de la Universidad de Pittsburgh y de la Escuela de Medicina de esa misma universidad, el estudio observó un grupo de 260 individuos cognitivamente sanos y supervisaron sus hábitos alimentarios. La mayoría de los participantes consumieron pescado de una a cuatro veces por semana, y unos 160 lo tomaban una vez por semana. Los investigadores sabían que conservar la materia gris, el tejido que forma la mayor parte del cerebro, equivale a conservar la función cognitiva, por tanto deseaban verificar si el consumo regular de pescado ayudaba realmente en ese proceso, como la sabiduría natural lleva siglos demostrando.

Mediante la tecnología tridimensional volumétrica del escáner MRI (imagen por resonancia magnética) los científicos midieron durante 10 años los cerebros de todos los participantes del estudio. Después analizaron los datos para comprobar si los individuos que comieron pescado conservaron más materia gris en el cerebro durante ese período, y además tomaron en cuenta otros factores relevantes como edad, género, educación, etnia, actividad física y el gen ApoE4, el cual está asociado a un mayor riesgo de desarrollo de la enfermedad de Alzheimer. Los participantes realizaron test de memoria y cuestionarios para medir su habilidad cognitiva. Los datos de sus descubrimientos confirmaron que el consumo semanal de pescado, al horno o cocido, era realmente beneficioso para preservar la materia gris en aquellas zonas del cerebro afectadas por el alzhéimer: literalmente detuvo el proceso de reducción de los cerebros.

El director del estudio, el doctor Raji, declaró: «Consumir pescado asado o cocido favorece que las neuronas de la materia gris del cerebro sean más grandes y saludables. Esta sencilla opción de vida aumenta la resistencia del cerebro al alzhéimer y aminora el riesgo de la enfermedad».

Los participantes que consumieron regularmente pescado dieron pruebas de tener mejor memoria de trabajo que los participantes que consumieron menos. A partir de sus datos, los científicos estimaron también que mantener el volumen de materia gris durante cinco años hacía que descendiera cinco veces el riesgo de desarrollar alzhéimer.

Nota: Debe tenerse en cuenta que si bien los beneficios del consumo de pescado son realmente impresionantes, la contaminación del mar de hoy día hace más importante que nunca ser muy selectivo en cuanto al origen del pescado que uno come. En la actualidad, el pescado más comercial es el que está más contaminado con mercurio, lo cual hace que los posibles efectos beneficiosos se anulen y se creen más problemas a consecuencia de la toxicidad.

Cada vez es más difícil encontrar pescado que no esté contaminado, lo que lleva a muchas personas a preguntarse si hay algún modo de disfrutar de los enormes beneficios del pescado y el marisco sin exponerse a los peligros del mercurio. Además, hay mucha gente (entre la que me incluyo) que prefiere seguir un estilo de vida vegetariano y que no consume pescado por esa razón. Por fortuna hay algunos alimentos naturales que son extraordinariamente ricos en minerales, el fitoplancton entre ellos. El plancton marino, el conjunto de microalgas del agua de mar, alimenta a los más grandes y longevos seres vivos y a los peces, entre ellos la ballena azul, la ballena de Groenlandia, la ballena barbada o misticeto, la ballena gris y la ballena jorobada.

El fitoplancton tiene la habilidad de transformar la luz solar, los minerales inorgánicos y el dióxido de carbono en alimento para un gran número de criaturas vivientes. Se trata además de la fuente más rica de ácidos grasos esenciales de la tierra, según un gran número de investigaciones científicas. El fitoplancton es un proveedor mucho mejor de grasas omega 3 que, por ejemplo, el marisco, el aceite de pescado o el de krill.

El fitoplancton marino contiene más de 90 minerales iónicos y oligoelementos, y está repleto de superantioxidantes energéticos, vitaminas y proteínas en forma microscópica. En realidad, el fitoplancton marino está considerado uno de los alimentos más completos del mundo. Se trata de una diminuta planta (del tamaño de un glóbulo rojo) que permite ser absorbido rápidamente a nivel celular, especialmente cuando se toma como extracto líquido. Personalmente, llevo más de una década aconsejándolo para la salud general. Puedes obtener más información sobre él en mi libro *Los secretos eternos de la salud*, de Ediciones Obelisco.

Existen otras excelentes fuentes de los beneficiosos ácidos grasos omega 3, además del altamente nutritivo fitoplancton, que merece la pena señalar. Las microalgas, o ciertos frutos secos como las nueces, están repletos de ácidos grasos omega 3.

Un remedio milagroso natural: La astaxantina

¿Qué hace que el fitoplancton sea tan increíblemente eficaz? El secreto reside en un componente llamado astaxantina, un carotenoide que se encuentra en las microalgas. Se trasfiere al pescado y los crustáceos que lo toman y es un potente antioxidante que puede evitar y tratar las enfermedades resultantes del estrés oxidativo de los tejidos corporales. Como tal, es un tratamiento para las enfermedades crónicas como las cardiopatías, los cánceres, y sí, también el alzhéimer.

Los defensores de la salud natural afirman que la astaxantina es un *milagro de la naturaleza*. Contribuye enormemente a reducir el nivel alto de azúcar en las personas prediabéticas, fortalece el sistema inmunitario, estimula la fertilidad en hombres y mujeres, evita los ataques de asma, protege la salud ocular, rejuvenece la piel y actúa como protector solar. A este potente antioxidante se le puede añadir ahora a su interminable lista el alzhéimer.

Las investigaciones publicadas en el *American Journal of Cardiology* demuestran que tomar diariamente suplementos de astaxantina puede realmente inhibir el deterioro progresivo que lleva a la neurodegeneración y a la demencia. Este supernutriente tiene grandes propiedades antioxidantes que reducen la inflamación crónica y disminuyen la presión arterial, permitiendo que los vasos sanguíneos se relajen. Ello hace que mejore el flujo sanguíneo en todo el cuerpo, incluyendo los delicados e importantísimos vasos sanguíneos del cerebro.

La astaxantina puede prevenir también la diabetes y sus devastadores efectos neurológicos al inhibir los subproductos creados por la función celular que a largo plazo alteran el metabolismo de la glucosa. Finalmente, cabe destacar que la astaxantina reduce enormemente los marcadores del estrés oxidativo en el organismo, lo que conduce a una reducción de la inflamación y a una mejora de las funciones en general.

Un estudio clínico publicado en el *Bristish Journal of Nutrition* confirmó que los suplementos de astaxantina pueden reducir en gran medida el desarrollo y la progresión del alzhéimer. Entre los marcadores asociados a la enfermedad se encuentran niveles excesivos de hidroperóxidos fosfolípidos (PLOOH) presentes en la sangre. Cuando los niveles de PLOOH son muy altos pueden ocasionar daños en el cerebro que llevan a la disminución de la materia gris del cerebro y a la demencia.

En el estudio se observaron a los participantes durante 12 semanas, en las cuales tomaron como suplemento a sus dietas de 6 a 12 miligramos de astaxantina al día. Los científicos descubrieron que incluso esas pequeñas dosis, administradas durante un corto período de tiempo, reducían los niveles de PLOOH hasta en un 50 % y también reducían los niveles de estrés oxidativo en el cerebro.

Realmente, si se cosecha de las algas que la producen y se concentra en forma líquida, la astaxantina es el antioxidante natural más potente del mundo: ¡550 veces más potente que la vitamina E! Y, dado que es soluble en grasas, puede ser conducida a los tejidos grasos, como la materia gris del cerebro, maximizándose así sus beneficios.

Entonces ¿por qué las grandes industrias farmacéuticas no se han abalanzado sobre esta sustancia natural, segura y extraordinariamente beneficiosa? Bueno, pues al ser un fitonutriente natural proveniente de las microalgas, la astaxantina no puede patentarse. Como acostumbra, la Big

Pharma no está interesada en nada que no pueda ser patentado y vendido para sacar de ello grandes beneficios, sin importarle lo beneficioso que pueda resultar para la salud.

Por fortuna, aquéllos de nosotros que estamos implicados en el mundo de la salud natural no necesitamos esperar a los grandes grupos farmacéuticos para reconocer los increíbles efectos para la salud de la astaxantina. La mejor manera de optimizar la circulación de la astaxantina soluble en grasas en nuestro cuerpo es tomarla junto a algunas grasas saludables, como las del aceite de coco o el de oliva. También se ha mostrado más efectiva cuando se toma en varias dosis a lo largo del día, en vez de en una sola dosis. Piensa en la posibilidad de complementar tu dieta diaria con una dosis de 4 a 6 miligramos al día de este potente antioxidante.

Vitamina E: Doble acción beneficiosa

Bien conocida por su eficacia a la hora de prevenir las dolencias del corazón y el cáncer, la vitamina E también ejerce increíbles beneficios en lo que respecta a la prevención del alzhéimer. Un estudio realizado durante un período de 6 años indicó que quienes contaban con altos índices de vitamina E en sangre tenían un 55 % menos de posibilidades de desarrollar alzhéimer. Esto se debe a que las potentes propiedades antioxidantes de esta vitamina, al igual que otros de los muchos superalimentos de los que ya hemos hablado en este capítulo, ayudan a neutralizar los radicales libres y a reducir el estrés oxidativo del organismo.

La vitamina E, también llamada tocoferol, tienen dos tipos principales de isómeros. El primero, el alfa-tocoferol, inhibe la producción de nuevos radicales libres en el cuerpo. El segundo tipo, gamma-tocoferol, es necesario para neutralizar los radicales libres que ya existen en el organismo. Estos dos tipos de tocoferoles trabajan conjuntamente para reducir la inflamación en todo el cuerpo.

Puesto que ya están reconocidos los beneficios para la salud que proporciona la vitamina E, hay muchas personas que toman complementos de esta vitamina o bien se aseguran de que su dieta ya contenga las dosis adecuada. Puede que se sorprendieran mucho si supieran que la mayoría de las formulaciones sólo contienen alfa-tocoferol, debido a lo cual quienes toman sólo suplementos de vitamina E sin hacer cambios en su dieta no están recogiendo todos los beneficios que deberían. El gamma-tocoferol es encuentra abundantemente en alimentos como ciertos frutos secos, semillas y aceites naturales.

Las formulaciones de los complementos contienen un promedio de 400 miligramos de alfa-tocoferol por dosis, por lo tanto, las personas conscientes de su salud deberían equilibrar esa ingesta con una dosis de entre 100 y 400 miligramos de gama-tocoferol, pues de otro modo no aprovecharían los beneficios que ofrece este maravilloso nutriente.

Otras hierbas, alimentos y suplementos beneficiosos

Además del estrés oxidativo que puede aparecer como resultado de un estilo de vida poco saludable, alrededor de la mediana edad necesitamos aumentar el nivel del neurotransmisor acetilcolina. Esto se puede lograr simplemente con suplementos de colina o bien ajustando la dieta de manera que ésta incluya ciertos nutrientes que contribuyen a la producción de acetilcolina.

Entre esos nutrientes está el ginkgo biloba y el ginseng, conocido también por una gran variedad de beneficios, demasiado numerosos para detallarlos aquí. El cáñamo, el lino y las semillas de chía también contribuyen a la producción de acetilcolina. A esos potentes superalimentos cabe añadir numerosos remedios naturales aconsejados por los defensores de la salud natural y avalados por la ciencia, a saber:

- Dosis altas de **niacinamida** (vitamina B_3), las cuales, en el estudio Irvine UCLA de 2008 mostraron ser extraordinariamente efectivas en la restauración de la función cognitiva en ratones afectados de alzhéimer. Posteriormente se inició un estudio en seres humanos.
- Suplementos de **proantocianidinas oligoméricas** (OPC) demostraron, en un estudio realizado en Japón con animales, mejorar la me-

moria cuando había un deterioro cognitivo previo. Estos bioflavonoides se encuentran en muchas plantas: canela, cacao, corteza de pino, manzanas, mirtilos, arándanos, uvas pasas negras, vino tinto y té. Las bayas de saúco son las que tienen una mayor concentración de OPC.
- El **ácido alfa lipoico** (ALA, según sus siglas en inglés) es un suplemento energizante con grandes propiedades antioxidantes. Ha demostrado reducir el estrés oxidativo y estimular el crecimiento celular, así como elevar el nivel de un neurotransmisor esencial como la acetilcolina. Por consiguiente, el ALA ralentiza el inicio del alzhéimer. Es especialmente efectivo combinado con otros antioxidantes, superalimentos, nutracéuticos y ácidos grasos omega 3.
- El **tulsi** (conocido también como albahaca sagrada) es de la familia de la albahaca común y ha sido utilizado durante siglos por la **medicina ayurvédica** como un vigorizante. Un estudio realizado en la India confirmó que esta hierba protege de los radicales libres al organismo y también los elimina.
- Las **tisanas** de determinadas hierbas contienen nutrientes esenciales, disminuyen el nivel de estrés y mejoran el estado de ánimo.
- El **sílice** ha demostrado también proteger del desarrollo de la enfermedad de Alzheimer.
- Los suplementos naturales con **huperzina** aumentan los niveles del neurotransmisor acetilcolina al evitar que se descomponga.
- La **acetil-L-carnitina** es un aminoácido relacionado con la L-carnitina, utilizado por los atletas para aumentar la energía y resistencia del organismo, puede asimismo estimular el flujo sanguíneo y evitar el alzhéimer.
- Hay que **evitar siempre los pesticidas** en los alimentos y las peligrosas **excitotoxinas**, como el aspartamo y el glutamato monosódico (GMS). Hay que informarse de las empresas alimentarias que utilizan aspartamo y GMS leyendo cuidadosamente las etiquetas de los alimentos, y, siempre que sea posible, optar por los alimentos sin procesar, integrales y de cultivo biológico.

5
EJERCICIO FÍSICO, ESTILO DE VIDA Y PREVENCIÓN DEL ALZHÉIMER

Según un viejo dicho: «Quien no encuentra tiempo para hacer ejercicio, encontrará tiempo para la enfermedad». Una de las mayores y más estúpidas tragedias del mundo moderno es que muchas de las enfermedades que lo aquejan podrían prevenirse con tan sólo una dieta razonable y un tipo de vida activo, dos objetivos fácilmente asumibles pero que millones de personas deciden ignorar, pagando obviamente las consecuencias.

En los próximos 40 años, se prevé que la incidencia del alzhéimer se verá triplicada. ¿Por qué? Pues sencillamente porque la gente hace caso omiso de factores relativamente fáciles de asumir, como la dieta, la actividad física y la educación. Hasta que no nos responsabilicemos de nuestra salud, nuestra autocomplacencia nos irá matando.

Si supieras que el ejercicio físico y otros cambios de estilo de vida pueden reducir el riesgo de sufrir alzhéimer nada menos que a la mitad, ¿asumirías esos cambios? La revista *Lancet Neurology* ha publicado una investigación en la que se identifican seis de los factores de riesgo modificable más importantes, tras haber analizado miles de estudios sobre el alzhéimer en todo el mundo.

Según esas investigaciones, los factores más influyentes vinculados al desarrollo de esa enfermedad son: pobre educación, tabaquismo, inactividad física, hipertensión, diabetes y obesidad en la mediana edad. A excepción del tabaquismo (que puede evitarse sencillamente apartándose de los cigarrillos) y de la pobre educación (que puede combatirse no sólo a través de la escolarización, sino también por otros caminos, como las bibliotecas e Internet), todos esos factores de riesgo tienen algo que ver con la cantidad de ejercicio que uno realice.

A través de diversos análisis, los científicos determinaron que, en Estados Unidos, esos factores están incluidos en la mitad de los casos de alzhéimer: cerca de 3 millones de personas (¡por el momento!). El doctor Barnes, director del estudio, declaró: «Esto indica que simples cambios en el estilo de vida, como por ejemplo una mayor actividad física y dejar de fumar, pueden tener un gran impacto a la hora de prevenir el alzhéimer y otras demencias, no sólo en EE. UU., sino en todo el mundo».

Otro estudio realizado en Australia determinó que las personas con problemas leves de memoria experimentan una mejoría en sus funciones cognitivas simplemente caminando 50 minutos 3 veces por semana. Y aunque el estudio duró sólo 24 semanas, los resultados favorables se extendieron durante todo un año.

En una edición de *Arxives of Internal Medicine* se publicó otro estudio que analizaba la relación entre la cantidad de tiempo que se dedica al ejercicio físico, la intensidad del ejercicio y el índice de deterioro cognitivo, el cual es con gran frecuencia un precursor de la aparición del alzhéimer. Los científicos observaron que los participantes que realizaban más ejercicio y utilizaban más energía veían disminuir significativamente el índice de deterioro cognitivo. Incluso un breve paseo de media hora al día demostró ser beneficioso.

Una actividad física moderada es importante en todas las etapas de la vida, pero en cuanto a la salud mental se refiere, el ejercicio físico es especialmente importante en la edad madura.

Un trabajo científico puso de manifiesto que el ejercicio moderado, como por ejemplo el yoga o el ejercicio aeróbico, en la mediana edad disminuye el riesgo de desarrollar alzhéimer en un 39%. Con más años, el ejercicio hace disminuir el riesgo en un 32%. Lo que nos sugiere que cuanto más pronto empecemos a hacer ejercicio para mantener una buena salud mental, mejor será.

Pero nunca es tarde para disfrutar de los beneficios cognitivos que aporta el hacer ejercicio de manera programada. De hecho, en personas de más edad, el estudio reveló que los ejercicios de alta intensidad aeróbica son suficientes para detener la neurodegeneración e incluso mejorar la función cerebral tras la aparición de los síntomas.

Los autores del estudio afirmaron: «Seis meses de… intervalos regulares de un ritmo cardíaco mayor fueron suficientes para mejorar la función cognitiva en un grupo de alto riesgo sin el costo de los efectos secundarios asociados a la mayoría de los tratamientos farmacéuticos». Ésta es una buena noticia, sobre todo teniendo en cuenta que alrededor de un 20 % de las personas con más de 70 años sufren un leve deterioro cognitivo.

Otro estudio más, realizado en el Centro médico de la Universidad de Kansas, concluyó, gracias a previos descubrimientos, que ponerse (y estar) en forma ralentiza el deterioro del hipocampo incluso en las primeras etapas del alzhéimer. En este estudio, los científicos utilizaron escáneres MRB para estudiar los cerebros de 60 pacientes con más de 60 años de edad, todos ellos con primeros síntomas de alzhéimer, y de otros 56 pacientes con cerebros en buenas y saludables condiciones. Cada paciente se sometió asimismo a exámenes para medir sus índices de consumo de oxígeno mientras realizaban ejercicio en una cinta de correr, un modo de sopesar su estado físico general.

El director del estudio, Robyn Honea, escribió: «Éste es el primer estudio que se realiza con el fin de conseguir información específica sobre los cambios que tienen lugar en el cerebro. Fuimos capaces de localizar los cambios asociados con el ejercicio físico en la región del cerebro donde se ubica la memoria, el hipocampo, una zona clave de la atrofia relacionada con el alzhéimer».

Los investigadores descubrieron que los participantes que mostraban mejor forma física tenían también un índice menor de encogimiento del hipocampo, en comparación con aquellos que se encontraban menos en forma, aun cuando ya estuvieran sufriendo de alzhéimer. Estas noticias son muy estimulantes, pues significan que nunca es demasiado tarde.

Aunque uno ya sufra los síntomas de la enfermedad, empezar a hacer ejercicio físico de manera regular puede ralentizar el encogimiento del cerebro y mejorar la salud del cerebro.

En otro estudio similar con pacientes que ya sufrían demencia y alzhéimer se descubrió que tras un año de seguir un programa regular de ejercicio físico esas personas experimentaron menos caídas peligrosas y una mejor calidad de vida integral que quienes no hacían ejercicio.

Cómo el ejercicio fortalece el cerebro

Parece demasiado bueno para ser cierto, ¿verdad? Aun así, la ciencia que hay en ello es bastante sencilla. El flujo sanguíneo hacia el cerebro suele disminuir a medida que envejecemos. El ejercicio aumenta el flujo sanguíneo, incluido el del cerebro, que consume alrededor del 20 % de la ingesta de glucosa y de oxígeno. En general la gente sabe que no respirar en absoluto puede acabar en pocos minutos en muerte cerebral, pero ese proceso puede ocurrir muy lentamente y durante un largo período de tiempo. Cuando la mala circulación sanguínea debida a la inactividad acaba con el esencial oxígeno y la glucosa, las células del cerebro empiezan obviamente a morirse. Mejora tu circulación con un ejercicio físico suave y verás mejorar la función de tu cerebro.

Un mejor flujo sanguíneo en el cerebro contribuye a eliminar las toxinas medioambientales que pueden acumularse en el organismo. Como hemos dicho antes, muchas sustancias tóxicas y minerales, como el mercurio, el fluoruro y el aluminio, pueden acumularse en el cuerpo con el tiempo como resultado de la contaminación, el uso de productos de cuidado personal o la tecnología dental que contienen ingredientes altamente tóxicos. Por otra parte, los productos tóxicos del hogar, como los recipientes de plástico para los alimentos, las sartenes y ollas antiadherentes y los potentes productos de limpieza, pueden envenenarte poco a poco.

El cuerpo puede eliminar esas toxinas del cerebro, pero necesita un buen flujo sanguíneo que asegure suficiente oxígeno para ayudar a ese proceso. Una mejor circulación significa también que los nutrientes que necesita el cerebro para permanecer saludable –vitaminas, minerales y grasas saludables– puedan ser asimilados más fácilmente y en mayor cantidad. Por otra parte, el ejercicio físico estimula el crecimiento de nuevas células cerebrales y fortalece las conexiones entre las ya existentes. La actividad física libera además endorfinas, las cuales reducen el nivel de estrés y provocan sensaciones de bienestar. En el transcurso del ejercicio, el cerebro libera también unas proteínas llamadas factores neurotróficos, las cuales desencadenan otros cambios químicos que refuerzan las neuronas sanas.

¿Necesito ser un atleta para que esto funcione?

¿Significa que hay que quedarse completamente exhausto con el ejercicio para mejorar la salud? ¡Categóricamente no! En realidad, la manera en que hoy día se ensalza la cultura del ejercicio físico intenso y extremo, por encima de la constancia o de la adaptación individual, puede ser muy perjudicial.

El cuerpo humano no está diseñado para tolerar circunstancias extremas de ningún tipo. La clave está en realizar prácticas coherentes y constantes, no intensas. El ejercicio físico intenso es emocionalmente estresante y puede incrementar el nivel de cortisol, la hormona del estrés, lo cual, como recordarás, es otra de las causas potenciales del alzhéimer. Así pues, no te dejes llevar por las últimas tendencias gimnásticas pues te dejarán exhausto sin aportarte energía.

Y aquí tienes otro dato importante: nuestros antepasados nunca utilizaron las cintas para correr de los gimnasios, nunca levantaron pesas, simplemente vivían su día a día activamente. El cuerpo humano está diseñado para el movimiento. Si te quedas en la cama unas cuantas horas de más, te sientes aletargado. Y si bien permanecer activo es importante, aún lo es más incorporar el ejercicio físico regular en tu rutina cotidiana.

Esto hoy día es especialmente importante, pues el estilo de vida moderna nos ha hecho cada vez más sedentarios. En la actualidad, con Internet, los teléfonos móviles y, por supuesto, la televisión por cable uno puede pasarse meses sin dejar su casa y seguir aún llevando una vida *normal*.

¿Cuántas personas se meten a diario en su coche, conducen hasta su lugar de trabajo, y después, por la tarde, vuelven a meterse en el coche y regresan a casa? Hay muchas razones por las que un tipo de vida así es poco saludable, una de ellas es la falta de ejercicio físico.

Cuando decidas qué tipo de ejercicio vas a realizar, piensa en elegir ejercicios que se adecúen a tu naturaleza, que te estimulen y motiven. Y, lo más importante, decide hacerlo de manera constante y regular.

El ejercicio físico mantiene tu ingenio e incluso puede aumentar el tamaño del hipocampo de tu cerebro, el cual, como se ha mencionado anteriormente, es esencial para la memoria. En muchos adultos mayores, esta zona suele reducirse de tamaño, causando un deterioro cognitivo leve. Sin embargo, según ha demostrado un estudio, incluso las personas adultas que no han hecho ejercicio regularmente pueden hacer que aumente el tamaño del hipocampo si deciden ejercitarse con constancia. Se seleccionó de manera aleatoria a la mitad de los 120 participantes de ese estudio para que siguieran un programa de ejercicios aeróbicos, y al final del estudio los hipocampos de esas personas habían aumentado un 2%. Puede que ese 2% no suene como una cantidad extraordinaria, pero equivale a uno o dos años de encogimiento del hipocampo. Y en cuanto a la prevención de la enfermedad de Alzheimer, el cerebro necesita toda la ayuda posible. En ese mismo estudio, el grupo de control, que no hizo ejercicio alguno, sufrió una disminución del hipocampo de un 1,4%. Dicho de otro modo, el ejercicio aeróbico no sólo salvó al grupo que se ejercitó de la disminución del hipocampo, sino que mejoró su tamaño.

Esto hace del ejercicio una poderosa herramienta –ciertamente más efectiva que los medicamentos actuales para el alzhéimer– en la lucha contra las extenuantes y enfermedades degenerativas del cerebro. El equipo de investigación concluyó: «Hemos demostrado que la pérdida de volumen en el hipocampo en las personas mayores no es inevitable y puede revertirse con ejercicio físico de intensidad moderada». Esto es algo que la Big Pharma no puede afirmar, aunque si el ejercicio físico fuera algo que pudieran patentar y vender como medicamento, y a precios exorbitantes, tengo la sensación de que lo intentaría.

Si te mantienes en buena forma física también puedes controlar tu peso y reducir el riesgo de obesidad, residencia a la insulina, diabetes y muchas otras dolencias crónicas que contribuyen al desarrollo de la enfermedad de Alzheimer. Normalizar los niveles de insulina es una de las mejores cosas que uno puede hacer por la salud integral, y el ejercicio es una extraordinaria manera de conseguirlo.

Cuando dos terceras partes de la población norteamericana tienen sobrepeso u obesidad (incluida una tercera parte de la población infantil), está claro que algo va mal. Las dos razones principales para afirmar eso son la gran dependencia de los alimentos procesados y la falta de ejercicio. ¡Necesitamos movernos! Un estudio realizado en la Clínica Mayo con aproximadamente unas 1300 personas mayores mostró que quienes a partir de la cuarentena habían realizado ejercicio físico moderado (caminatas, yoga, natación, pesas y ejercicio aeróbico) tenían bastante menos probabilidades de experimentar el deterioro cognitivo leve que puede llevar a la demencia y el alzhéimer.

Hagas lo que hagas, no dejes de moverte

A mucha gente le intimida la idea de hacer ejercicio. Una manera de empezar es sencillamente realizando caminatas vigorosas. Dado que caminar es una actividad que la mayoría de nosotros solemos hacer, a fin de que ello cuente realmente como ejercicio físico, debemos asegurarnos de caminar a un ritmo más rápido de lo habitual. Lo importante es aumentar el ritmo cardíaco, pues de otro modo no te beneficiarías de todo lo que el ejercicio físico puede ofrecerte.

Plantéate incorporar la práctica de caminar en tu rutina diaria. Ve caminando a comprar, opta por las escaleras en vez de usar el ascensor, o camina arriba y abajo mientras hablas por teléfono. Un estudio determinó que sólo unos 2000 pasos extras al día pueden quemar unas 100 calorías, y eso sin invertir demasiado esfuerzo ni tiempo. Otro estudio vinculó el caminar con un menor índice de deterioro cognitivo, ya se sea un adulto sano o alguien que ya haya experimentado problemas cognitivos leves, o la enfermedad de Alzheimer.

Sin embargo, no contemples el caminar como el único medio de hacer ejercicio. Para la mayoría de las personas, a menos que uno esté físicamente muy en baja forma u obeso, caminar no es suficiente, pero es una manera estupenda de introducir más actividad física en el día a día.

Cada año, nada menos que un 15% de quienes tienen problemas cognitivos leves desarrollan una demencia, en contraste con tan sólo un 1 o 2% de la población general. El ejercicio tiene un gran poder para prevenir, e incluso revertir, el declive cognitivo. Así pues, ¿qué tienes que perder? Si ya haces ejercicio con frecuencia ¡sigue haciéndolo! Y si no haces ejercicio, empieza buscando maneras de ser más activo en el día a día. Tu cerebro (y el resto de tu cuerpo) te lo agradecerá.

¿Pero qué tipo qué tipo de ejercicio debo hacer?

El cuerpo humano es un conjunto extraordinario de sistemas diseñado para realizar una serie de funciones utilizando la menor cantidad de energía posible. Esa capacidad ayudó a nuestros antepasados a sobrevivir a sequías, hambrunas y largos y duros inviernos. Ésa es también la razón por la que si diariamente realizas el mismo tipo de ejercicio, gradualmente te será más y más fácil hasta que prácticamente no te suponga ningún esfuerzo. Y eso no se debe tan sólo a que cada vez estés más fuerte, sino también a la increíble adaptabilidad de nuestro cuerpo.

Por ello es necesario seguir retando a nuestro organismo y variar el tipo de ejercicio para seguir así recibiendo sus variados beneficios. Los entrenadores deportivos llaman a este principio *resistencia progresiva*. Combinar la rutina diaria de ejercicios no es difícil, especialmente si se conocen algunos tipos de ejercicios diferentes y lo que aportan al cuerpo. A continuación, una perspectiva general:

El ejercicio **aeróbico**, como es el correr, usar máquinas elípticas o incluso caminar de manera vigorosa, aumenta el ritmo cardíaco, lo que a su vez aporta mayor oxígeno a la sangre, algo extraordinario para los tejidos corporales. Además, este tipo de ejercicio estimula el sistema inmunitario, libera endorfinas, aumenta la resistencia y fortalece el corazón de modo que puede bombear sangre de manera más eficaz.

El ejercicio **anaeróbico** o **de intervalos** es el que combina sencillos ejercicios aeróbicos con el principio de resistencia progresiva. En vez de correr o caminar sin parar durante una hora, este tipo de ejercicio alterna períodos cortos de gran intensidad con períodos más lentos de recuperación. Investigaciones realizadas han demostrado que este tipo de actividad física es una de las mejores maneras de fortalecer el sistema cardiovascular y de quemar grasas. También es una buena manera de rentabilizar el tiempo que se dedica a hacer ejercicio, pues se emplea menos tiempo en hacer ejercicios más fáciles y más tiempo en bombear sangre.

¿Recuerdas el estudio que mostraba que el exceso de grasa abdominal es especialmente peligroso para la salud y que puede contribuir al desarrollo del alzhéimer? El ejercicio anaeróbico libera además grandes cantidades de unos compuestos llamados catecolaminas, unos neurotransmisores que aumentan la cantidad de grasa que se quema bajo la piel en aquellas zonas del cuerpo que se utilizan para hacer ejercicio. Esto hace perder peso y ayuda a quemar la perseverante grasa abdominal. (En mis libros *Los secretos eternos de la salud* y *Pierde peso, gana bienestar*, de Ediciones Obelisco) encontrarás unas directrices básicas para hacer ejercicios de manera saludable a fin de aportar energía a tu organismo).

El **fortalecimiento muscular** no es sólo para culturistas. Es importante completar cualquier programa de ejercicios con al menos un corto período de ejercicios de fuerza, de este modo uno se asegura sacar el máximo provecho. El fortalecimiento muscular difiere fundamentalmente de los ejercicios cardiovasculares (como correr). Una vez que se deja de realizar el ejercicio cardio, la tasa metabólica baja también de golpe, esencialmente al punto en que se encontraba antes del inicio del ejercicio.

Sin embargo, en el fortalecimiento muscular, la tasa metabólica queda más alta durante mucho más tiempo que cuando se practican ejercicios cardiorrespiratorios. Por consiguiente, incluso una pequeña dosis de entrenamiento muscular mantendrá el metabolismo del cuerpo más alto y por períodos más largos, aumentando los beneficios de oxigenación y pérdida de peso del programa de ejercicios. Las pesas a levantar deben ser lo suficientemente ligeras para poder realizar al menos cuatro repeticiones del ejercicio, pero lo suficientemente pesadas para que los músculos trabajen bien. Los músculos necesitan también tiempo para recuperarse del esfuerzo del ejercicio, de modo que asegúrate de descansar al menos un día entre el trabajo que hagas sobre cada grupo muscular.

Los ejercicios del tronco (abdomen, espalda y pelvis) o ejercicios básicos pertenecen técnicamente a los ejercicios de fortaleza muscular, pero debido a su importancia voy a hablar de ellos separadamente. En abdomen, espalda y pelvis hay unos 30 músculos que son esenciales para el movimiento global del cuerpo y para sostener las costillas y la columna vertebral. Tener una buena musculatura troncal significa sufrir menos dolores de espalda, una columna protegida, y un mayor equilibrio y estabilidad. Las tradicionales abdominales son un buen comienzo, como los son también el yoga y el pilates, prácticas que aumentan la flexibilidad y la atención plena, y contribuyen a sentir calma y bienestar.

A propósito del yoga...

La mayoría de las hormonas que se producen en el organismo de manera natural decrecen con la edad. Pero hay una hormona que no disminuye a medida que envejecemos, y es el cortisol, la hormona del estrés, la cual puede ocasionar un gran deterioro cerebral si no la mantenemos a raya.

La mejor manera de reducir la producción de cortisol es la de minimizar el estrés tanto como nos sea posible.

La ciencia ayurvédica ha demostrado y también enseñado durante siglos los increíbles beneficios del yoga y de la meditación. En la India no es sólo la cúrcuma del curry la que mantiene un bajo índice de alzhéimer, el yoga es otra de las maravillosas aportaciones que ha hecho la cultura india a la salud y el bienestar. En décadas recientes, el yoga ha llegado también a tener una enorme popularidad en Occidente y en todas partes del mundo.

El yoga es mucho más que un mero ejercicio. Su práctica diaria y constante va más allá del bienestar y de la fortaleza física, es además un ejercicio espiritual que reduce el estrés, crea una sensación de calma y bienestar, aumenta la atención plena y la conciencia corporal. La *shavasana*, o postura del cadáver, por ejemplo es una postura que cualquiera puede hacer fácilmente. Estirándote de espaldas, colocando los brazos ligeramente separados a lo largo del cuerpo y liberando conscientemente los puntos de tensión del cuerpo, puedes llegar a un estado de relajación físico y mental siempre que practiques esta postura adecuadamente. Es una de las muchas posturas que proporcionan relajación y liberan del estrés.

Otras posturas que ofrecen especiales beneficios para quienes son capaces de realizarlas son la invertida y la del pino. Cuando inviertes el cuerpo, automáticamente afluye un mayor flujo sanguíneo al cerebro, lo que significa mejor circulación y más oxígeno en las células cerebrales.

Y, por supuesto, para empezar a practicar yoga querrás hacerlo con un profesor, incluso las posturas más *sencillas* necesitan ser realizadas adecuadamente para cosechar frutos. Un buen profesor te asegurará arrancar con buen pie. Practicar yoga a diario te permitirá sentir contigo la relajación meditativa a lo largo de todo el día.

Meditar no es complicado

La meditación tiene muchos efectos similares a los del yoga, y no, no es complicado practicarla. Aprendiendo sencillamente a calmar la mente y a respirar de manera conciente unos momentos al día, te centrarás y aumentará tu consciencia sobre tu cuerpo y sus necesidades. Durante siglos se ha usado como medio para mejorar la salud e incrementar el bienestar personal.

En esta cultura de la gratificación instantánea y de cortos intervalos de atención, muchas personas creen al principio que la meditación es algo increíblemente difícil. Si te encuentras agobiado, empieza con pequeños espacios de tiempo, tan sólo unos cuantos minutos. Después ve incrementando gradualmente el tiempo a medida que te vayas encontrando más cómodo con la práctica. No sólo te sentirás emocionalmente mejor, sino que con ello contribuirás a mantener la salud de tu cuerpo físico y de tu cerebro al reducir el nivel de cortisol.

En un estudio realizado en el Babraham Institute, cerca de Cambridge, y publicado en la revista *Brain*, se descubrió que las células del cerebro sobreviven más tiempo del que previamente se creía. Según parece, la muerte celular y la pérdida de las conexiones no sucede a un mismo tiempo, sino que el deterioro cerebral tiene lugar en diferentes etapas.

En primer lugar, las células pierden la capacidad de comunicarse entre ellas, después hay un intervalo y luego sobreviene su degradación y su muerte. Este dato es significativo porque indica que es posible prevenir la muerte de las células encontrando una manera de reconectarlas. Los investigadores del estudio creen que eso es algo que se puede conseguir bajo unas determinadas condiciones. En unas declaraciones a la prensa, el doctor Michael Coleman afirmó: «Hemos demostrado que los elementos de soporte de las células nerviosas están vivos, y ahora podemos aprender a intervenir en ellas para recuperar las conexiones. Esto es muy importante para el tratamiento porque en la vida de un adulto normal, las conexiones de las células nerviosas constantemente desaparecen y se modifican, pero sólo pueden hacerlo si siguen ahí los elementos de apoyo de la célula. Los resultados que hemos obtenido sugieren que hay un intervalo de tiempo en el que las conexiones intercelulares de las células del cerebro pueden recuperarse».

Para el cuerpo es mucho más fácil recuperar las células existentes que crear otras. Por consiguiente, la posibilidad de que incluso las células deterioradas del cerebro puedan mantenerse es muy interesante. Las técnicas largamente demostradas, como la meditación, estimulan la mente y ayudan a formar nuevas conexiones entre las células del cerebro. De modo que un programa de meditación puede ayudar a restablecer las conexiones que se habían pedido antes de que sea demasiado tarde para salvar las preciadas células del cerebro.

Ejercita tu cerebro

Las actividades estimuladoras del cerebro que gustan a las personas mayores, como leer, o jugar al ajedrez, pueden tener un gran impacto en la posibilidad de éstas de desarrollar alzhéimer. Al igual que otros órganos del cuerpo, el cerebro necesita ser usado o si no se debilita. El precepto «usarlo o perderlo» se confirmó en un estudio realizado en 2007 que formaba parte de otro estudio mayor conocido como Memory and Aging Project (Proyecto de la Memoria y el Envejecimiento), de la Rush University.

En el estudio, publicado en la revista *Neurology*, más de 700 participantes de unos 80 años de edad, residentes en Chicago, Illinois, se sometieron durante 5 años a diferentes pruebas cognitivas. De los participantes en el estudio, 90 desarrollaron la enfermedad de Alzheimer, y 102 murieron. Los científicos, teniendo en cuenta test de funciones cognitivas, estatus socioeconómicos y niveles de la actividad física actual, descubrieron que una persona que de anciana siga cognitivamente activa tiene tres veces menos posibilidades de desarrollar la enfermedad de Alzheimer que otra persona de la misma edad que no estimule su cerebro de manera regular. Se determinó también que lo mismo es válido para un deterioro cognitivo leve. Las actividades que ayudan a estimular la mente, tan simples como socializarse con los amigos, leer, ir al teatro o resolver rompecabezas, pueden ayudar a mantener a raya el deterioro cognitivo y mantener una buena función cerebral incluso en la ancianidad.

Es esencial seguir utilizando el cerebro para que siga funcionando adecuadamente, como cualquier otra parte del cuerpo. Del mismo modo que una bicicleta se oxida y se desbarata cuando se deja bajo la lluvia, un cerebro que no se usa empieza a deteriorarse y pierde sus conexiones esenciales.

Pero mantener el cerebro sano asegurándote de que esté activo no tiene por qué ser una lata. De hecho, muchas de las cosas que estimulan el cerebro y lo mantienen funcionando adecuadamente son también las cosas que hacen la vida más agradable.

De vez en cuando nos enteramos de historias como la de la milagrosa salud de un corredor de 100 años de edad, o de otra persona de 85 años que aún trabaja a jornada completa, u otras personas mayores que no han dejado que la edad les impida hacer las cosas que aman. Es importante comprender que esos individuos no tienen simplemente suerte, sino que la mayoría de ellos están cosechando los frutos de llevar una vida saludable. Hacer de manera regular las cosas que amamos no sólo enriquece nuestra vida, sino que nos mantienen más sanos y gozando de buena salud independientemente de la edad que tengamos.

No caigas en la trampa en la que caen muchas personas en el mundo en que vivimos, en llegar a casa cansado después de un día de trabajo y no hacer otra cosa que mirar la televisión hasta la hora de irse a la cama. En vez de ello, apaga la tele y busca algo más interesante que hacer. Redescubre una afición que te apasione o te incentive y te inspire. Si no se te viene ninguna a la cabeza, aquí te doy unas cuantas ideas para que empieces a hacerlo:

- Escuchar música
- Bailar o cantar

- Tocar un instrumento
- Dibujar o pintar
- Escribir poesía, prosa o relatos
- Llevar un diario
- Leer
- Resolver rompecabezas, sudokus o crucigramas
- Jugar a juegos de mesa como el Scrabble
- Asistir a clases en un centro de tu comunidad
- Aprender un idioma
- Hacer senderismo
- Practicar un deporte
- Salir a correr o a montar en bicicleta
- Cuidar plantas
- Viajar
- Cocinar
- Hacer manualidades
- Construir muebles
- Coser, tricotar o hacer ganchillo
- Dedicarse a la fotografía
- Visitar jardines botánicos o zoos
- Dedicar tiempo a los amigos, a estar con niños o con animales
- Asistir a conciertos

Estas son sólo unas cuantas de las infinitas posibilidades para enriquecer tu vida, variar tu rutina diaria y mantener la salud cerebral con una edad avanzada. Después de todo, ¿de qué sirve tener salud si no es para disfrutar de la vida?

Otras maneras de prevenir el alzhéimer

Además de los alimentos beneficiosos, de los suplementos dietéticos y de los programas de ejercicios físicos que pueden ayudarte a responsabilizarte de tu salud y a reducir enormemente el riesgo de desarrollar la enfermedad de Alzheimer, hay otros cambios de estilo de vida que pueden impactar positivamente en la salud de tu cerebro en años venideros.

Deja de fumar y de beber

Investigaciones realizadas por el Centro Wien para el alzhéimer, del Centro Médico Monte Sinaí de Florida, confirman que las personas que fuman y beben alcohol en cantidades notables desarrollan alzhéimer *años antes* que quienes desarrollan esta enfermedad pero no beben ni fuman en demasía. Si bien no se trata de resultados extraordinariamente sorprendentes, el descubrimiento confirma la sabiduría de la salud natural que siempre ha afirmado que beber y fumar no es saludable para ninguna parte de nuestro organismo, cerebro incluido.

El director del estudio, el doctor Ranjan Duara, afirmó: «Esos resultados son muy significativos, pues es posible que reduciendo o eliminando el consumo abusivo de alcohol y de tabaco podamos retrasar de manera considerable la aparición del alzhéimer y reducir el número de personas que tienen alzhéimer en cualquier momento de su vida. Se calcula que una demora de cinco años en la aparición de esta enfermedad puede llegar a reducir en cerca de un 50 % el número total de casos».

Los científicos descubrieron que el consumo conjunto y acentuado de tabaco y alcohol adelanta la aparición del alzhéimer alrededor de 6 o 7 años. Sí, has leído bien, fumar y beber demasiado puede hacer que esta enfermedad se empiece a desarrollar varios años antes. Eso significa 6 o 7 años de recuerdos, 6 o 7 años de reconocer a la familia, 6 o 7 años de saber cuidarse uno mismo, 6 o 7 años de realizar funciones básicas. La espectacular diferencia de tiempo coloca a los hábitos de fumar y de beber entre algunos de los más grandes factores de riesgo de alzhéimer modificables, como posiblemente recuerdes de otro estudio al que nos hemos referido anteriormente.

En este estudio se observó a 950 individuos de 60 años y más diagnosticados de alzhéimer. Se recogió información de los familiares de los pacientes relacionada con los hábitos de fumar y de beber, y se les sometió a análisis para determinar si tenían la variante del gen APOE-4, lo cual, según algunos científicos, incrementa la posibilidad de desarrollar esa enfermedad.

Del conjunto de participantes, un 7 % había consumido alcohol en exceso (más de dos bebidas al día), un 20 % había fumado en exceso (un paquete de cigarrillos, o más, al día) y un 27 % tenía una variante del gen APOE-4.

Tras analizar los datos, los investigadores llegaron a la conclusión de que los que eran sólo grandes bebedores experimentaron el inicio de la enfermedad cinco años antes que los que no habían bebido alcohol en exceso. Los fumadores empedernidos desarrollaron la enfermedad aproximadamente unos dos años y medio antes que los que no habían fumado en demasía. Y los que tenían el gen APOE-4 experimentaron diversos síntomas relacionados con la enfermedad tres años antes que los que no tenían esa variante del gen.

La combinación de esos factores de riesgo mostró un aumento en la fecha de aparición de la enfermedad de Alzheimer en un promedio de ocho años y medio. A esto se suman los otros muchos factores adversos para la salud que suponen beber y fumar en exceso. No hace falta decir que se trata de dos hábitos que vale la pena erradicar (y mejor aún: no empezar a tenerlos).

¡La nicotina puede ser beneficiosa!

Si has leído atentamente el apartado anterior, el título de éste te habrá sorprendido enormemente. Como te sorprenderá saber que, durante siglos, muchas culturas han utilizado el tabaco como medicina natural, ya fuera en rituales o en el tratamiento de numerosas enfermedades, desde una tuberculosis a un resfriado común.

La ciencia moderna ha descubierto también las buenas propiedades de algunas sustancias que contiene el tabaco. Un estudio de la Stanford University, California, demostró que la nicotina estimula el crecimiento de nuevos vasos sanguíneos y, por consiguiente, contribuye a mejorar la circulación de las personas con diabetes. En otro estudio de la Duke University, en Carolina del Norte, se descubrió que los parches de nicotina pueden mejorar los síntomas de la depresión.

Pero existe una gran diferencia entre fumar y utilizar el tabaco de otras maneras: cuando al fumar se quema la planta se originan unos dañinos carcinógenos que son inhalados por el cuerpo. Administrar la planta por otros medios, como por ejemplo en parches de nicotina, aporta algunos de los estimulantes efectos del tabaco sin el daño que ocasiona con los cigarrillos (teniendo en cuenta, claro está, los obvios inconvenientes de algunas de las sustancias químicas de esos parches). Sin embargo, la medicina tradicional sigue demonizando el tabaco equiparando la toxicidad de los cigarrillos con el uso medicinal del tabaco *natural*.

Otro estudio publicado en la revista *Neurology* muestra que la nicotina puede conseguir algo que la Big Pharma ha intentado pero no ha conseguido: mejorar la pérdida de memoria en personas de mediana edad y ancianas. La nicotina, estimulando los receptores del cerebro críticos para la memoria y la capacidad cognitiva que las personas con alzhéimer han perdido, mejora la memoria y el tiempo de atención de aquellos que sufren un deterioro cognitivo leve, una condición previa a la enfermedad de Alzheimer.

El estudio, llevado a cabo en la Facultad de Medicina de la Universidad de Vanderbilt, Tennessee, observó a 74 individuos afectados con un deterioro cognitivo leve, todos ellos no fumadores, y de 76 años de edad. El grupo se dividió en dos grupos más pequeños, a la mitad de los participantes se les colocó un parche de nicotina de 15 miligramos, y a la otra mitad un parche con placebo. Al inicio del estudio, que duró 6 meses, a la mitad y al final de éste, a cada individuo se le hicieron pruebas cognitivas y de memoria.

Los investigadores se encontraron con resultados sorprendentes: los individuos que habían llevado el parche de placebo mostraron un declive de su capacidad cognitiva de un 26 %. El grupo del parche de nicotina, en claro contraste, no sólo mantuvo sus habilidades cognitivas, sino que las mejoró. De hecho, al finalizar el estudio, los individuos de este grupo habían recuperado un extraordinario 46% de sus funciones cerebrales normales. Por otra parte, ninguno de los participantes experimentó efectos secundarios importantes.

Beber agua buena: La estafa de las botellas

El agua es ciertamente un elixir. Es vivificante y un soporte vital. No debemos subestimar los beneficios del agua clara, limpia y fresca, entre ellos sus efectos de limpieza y su capacidad de mejorar la digestión, mantener la presión arterial y una adecuada circulación sanguínea.

Debido a todas las variedades de agua que hay hoy día en el mercado y la multitud de opiniones acerca de cual de ellas es mejor, es muy difícil encontrar la opción perfecta y saber cuánta agua beber para obtener el máximo provecho. Por una parte, tenemos el agua del grifo, económica pero un verdadero cóctel de aditivos y toxinas. Por otra parte, el agua embotellada, que es cara, perjudicial para el medio ambiente, y, al fin y al cabo, no mucho mejor que el agua del grifo.

Y lo peor es que mucha gente vive en un estado de deshidratación crónica y ni siquiera lo sabe. Hay muchos individuos que están tan alejados de su cuerpo y llevan tanto tiempo privados de agua que ni siquiera reconocen los síntomas de la deshidratación cuando la experimentan.

Esto puede tener graves repercusiones en la salud. La deshidratación estresa los órganos corporales y hace que la sangre se espese, ralentizando el flujo sanguíneo y, a su vez, evitando que ciertas regiones importantes del cuerpo (como el área cerebral) reciban suficiente oxígeno por medio de la circulación de la sangre. La deshidratación evita asimismo que el cuerpo se desintoxique él mismo, lo que lleva a una acumulación de toxinas.

¿Cuáles son los síntomas de la deshidratación y cuánta agua necesitamos beber? Entre los síntomas que podemos encontrar se encuentran éstos:

- Sed
- Piel seca
- Orina oscura o maloliente
- Cansancio
- Ardor de estómago
- Estreñimiento
- Infecciones del tracto urinario
- Aumento de peso
- Envejecimiento prematuro
- Mayor incidencia de enfermedades autoinmunes

Si esto te suena familiar, asegúrate de beber más agua. La cantidad real que se debe tomar difiere en cada persona en función de su altura, peso, actividad, clima donde vive y otros factores, pero alrededor de dos litros al día es una cantidad suficiente. Debes beber la suficiente agua como para que la orina tenga un color amarillo claro.

¿Por qué es tóxica el agua del grifo? Porque lamentablemente nos llega cargada de aditivos peligrosos y de sustancias contaminantes que pueden producir graves problemas de salud, especialmente si se consume de manera asidua. Aquí tienes un listado de los principales elementos tóxicos que se encuentran en el agua del grifo y los problemas asociados a cada uno de ellos:

El **arsénico** es una sustancia tóxica muy conocida que todavía hoy día se encuentra en niveles asombrosamente altos en todo Estados Unidos. Se trata de un potente carcinógeno que está vinculado a un montón de problemas de salud, entre ellos un aumento en el riesgo de sufrir diversos tipos de cáncer. En dosis suficientemente altas, el arsénico es letal. Y aunque en 2001 la Agencia Norteamericana de Protección del Medioambiente disminuyó la cantidad de arsénico permitida en el agua del grifo, muchos norteamericanos siguen consumiendo a diario dosis peligrosas de arsénico.

El **aluminio** está ya catalogado como uno de los factores que contribuyen a desarrollar la enfermedad de Alzheimer. También puede ocasionar otros problemas de salud, como párkinson, hiperactividad y problemas de aprendizaje en los niños, así como enfermedades gastrointestinales.

El **flúor**, como hemos comentado en un capítulo anterior, se añade en grandes cantidades al agua del grifo como un medio para evitar caries dentales. Esto es muy preocupante, pues el flúor no sólo es ineficaz frente a las caries (de hecho, un estudio realizado en la India demostró que empeora las caries), sino que además es una potente neurotoxina que con el tiempo se va acumulando en el organismo, dañando el sistema inmunitario y dañando las células, lo cual lleva a un envejecimiento precoz. Es verdaderamente indignante que los grupos de presión a favor de la prefluorización hayan conseguido de este modo envenenar nuestra agua.

Los **fármacos**: quizás te sorprenda que haya incluido en esta lista tanto los que se consiguen con receta médica como los que no. ¿Sabías que esas peligrosas sustancias químicas pueden acabar filtrándose en el agua a través del inodoro o contaminando la tierra por medio de los vertidos? Finalmente, los medicamentos, muchos de los cuales no deben mezclarse, acaban en los ríos y en nuestras cañerías de agua potable. Es una noticia terrible, y especialmente problemática para quienes tienen alergias a los fármacos y para las embarazadas.

Productos de desinfección: provienen del proceso de desinfectar el agua con cloro. Son potencialmente carcinógenos y está demostrado que afectan al hígado y a los riñones y producen trastornos neurológicos.

Todas esas toxinas se encuentran no sólo en el agua del grifo, ¡también en prácticamente la mitad del agua embotellada! ¿Por qué? Pues porque un 40 % del agua embotellada que adquirimos en las tiendas es sencillamente agua del grifo que no necesariamente ha sido filtrada o purificada. Se trata tan sólo de un hábil plan mercantil, un ardid pensado para hacerte pagar más por la misma agua contaminada.

Para acabar de empeorar las cosas, las botellas de plástico contienen ciertas sustancias químicas, como el bisfenol A (BPA), que han sido asociadas a un buen número de problemas de salud, como trastornos en el comportamiento o en el proceso de aprendizaje, un mayor riesgo de contraer cáncer, aumento de peso o disfunciones en el sistema inmunitario. Y el impacto medioambiental de las botellas de plástico en nuestro ecosistema es sencillamente desolador.

Tratando de evitar beber el agua del grifo o el agua embotellada, hay quien se ha pasado al agua destilada, pero ésta también tiene diversos problemas. El agua destilada se filtra por medio de la ebullición, proceso en el que se disuelven gran parte de sus minerales, con lo cual se desequilibra y lo compensa extrayendo esos minerales del contenedor donde está almacenada y, después de su consumo, de nuestro cuerpo. Esto significa que el agua destilada es una buena opción en los períodos de limpieza y desintoxicación del organismo, pero no es una buena elección para beber a diario.

Otro tipo de agua de la que se habla es del agua alcalina o ionizada. Pero ésta también tiene algunos inconvenientes. Al igual que el agua destilada, el agua alcalina sólo es conveniente en los procesos de desintoxicación, durante una o dos semanas, no más, ya que consumir agua alcalina durante un tiempo prolongado puede alterar los procesos digestivos del organismo. Su ionización hace que el cuerpo reduzca el ácido estomacal que él mismo crea. Demasiado poco ácido estomacal durante tiempo prolongado puede ocasionar problemas graves como úlceras de estómago y mala absorción de nutrientes, además de estimular la proliferación de parásitos intestinales. Por otra parte, la comercialización de la gran mayoría de los ionizadores y alcalinizadores de agua del mercado está en manos de empresas con prácticas éticas bastante sospechosas.

Como resultado de otro hábil ardid mercantil, mucha gente se ha pasado a las aguas *vitaminadas* del mercado. ¡No te dejes engañar! Esas aguas *saludables* contienen gran cantidad de jarabe de maíz rico en fructosa, cafeína, conservantes, aditivos y colorantes artificiales, lo que las hace tan dañinas como las gaseosas. Quienes desean dar sabor al agua que beben no tienen más que añadirle unas gotas de zumo de limón o de lima. También puede uno recurrir a los zumos de verdura biológica o al agua de coco pura, opciones que tienen todos los beneficios de las verduras crudas o del coco y no cuentan con aditivos peligrosos ni sirope de maíz con fructosa.

Para resumir, hay que señalar que cada una de esas aguas añaden sustancias tóxicas a nuestro organismo y un mayor riesgo de problemas de salud. En cuanto a las personas que desean prevenir el alzhéimer, está claro que lo mejor es evitar cualquier toxicidad.

Pero ¿dónde es posible conseguir aún agua limpia y buena? Existen dos opciones, la primera es instalar en casa un filtro que vuelva a filtrar el agua y la purifique, de manera que sea segura para su uso y consumo. En el mercado existen varios tipos de filtro, y cada uno de ellos filtra el agua de manera diferente, de modo que asegúrate de investigar bien y elegir el mejor sistema de filtrado para tu hogar.

La segunda opción es la de encontrar un manantial cerca del lugar donde vives (sí, aún existen) y considerar hervir tu propia agua de manantial. Esta «agua viva» es quizás el agua más saludable del mundo, ya que está en su estado más natural, menos adulterado. A diferencia del agua destilada o alcalina, cuenta con un pH neutro (entre 6,5 y 7,5), lo que hace que sea segura para su consumo habitual.

A medida que la gente va preocupándose más por su salud, se van creando más opciones maravillosas que parten de las fuentes de aguas de manantial. En Internet, hay una página web especialmente útil (creada con donaciones, sin beneficios empresariales): FindASpring.com, que cuenta con una base de datos de los manantiales organizados por países y regiones, así como magnífica información respecto a las tarifas (si es que las hay), horas de operación, y otros detalles sobre cada una de las aguas de manantial que se pueden encontrar. ¡La mayoría de esos manantiales son totalmente gratis y están abiertos a todo el mundo!

Envasar tu propia agua de manantial o instalar un buen filtro de agua en tu casa es lo mejor que puedes hacer por tu salud. Beber agua limpia —y asegurarte de beberla en cantidad— te ayudará a mantener el peso, mejorar la digestión, absorber nutrientes, desintoxicar el organismo y mejorar la circulación sanguínea. Esto no sólo te ayudará a sentirte mejor a día de hoy, también de ayudará a protegerte en el futuro de enfermedades crónicas como el alzhéimer. Beber una buena agua es una de las mejores inversiones que puedes hacer.

Vacunas: Tormentas en una jeringuilla

Como he mencionado en múltiples ocasiones en este libro, el cerebro de un paciente con alzhéimer está afectado –como mínimo– de inflamación, lo cual es la génesis de las placas beta-amiloides del cerebro típicas de esta enfermedad. En capítulos anteriores he hablado de muchos de los orígenes de esa inflamación, y las he enumerado. Sin embargo, uno de los orígenes más predominantes y potentes de la inflamación es lo que algunos gobiernos del mundo desarrollado contemplan como un ritual a seguir: las vacunaciones.

Se dice que las vacunas nos protegen de enfermedades peligrosas, pero el cóctel de material biológico y químico que contienen y que se inyecta en el cuerpo humano durante la vacunación puede causar graves trastornos en el sistema nervioso y también en otros órganos vitales. Aunque la Big Pharma y sus enlaces en el gobierno sigan negándolo, hay numerosa documentación que confirma lo dicho anteriormente. Para más información sobre los peligrosos efectos de las vacunas, puedes consultar mi libro *Las vacunas*, de Ediciones Obelisco.

Deja que te explique, en breves palabras, por qué las vacunas son tan peligrosas para nuestra salud. Una vacuna contiene una forma debilitada del patógeno real que produce la enfermedad de la que supuestamente intenta protegernos. Una vez inyectada, se supone que el sistema inmunitario produce los anticuerpos para ese patógeno, y consiguientemente nos protegerá para siempre de la enfermedad.

Sin embargo, el material biológico presente en las vacunas no es lo suficientemente potente para crear una respuesta inmune al patógeno. Por ello, todas las vacunas contienen *adyuvantes* –sustancias químicas, como el hidróxido de aluminio y el fosfato de aluminio– para desencadenar la respuesta inmunitaria que permita al organismo responder al patógeno debilitado. Además de las sustancias químicas coadyuvantes, las vacunas contienen a veces endotoxinas bacterianas o pared celular de bacterias gram negativas para activar la respuesta del sistema inmunitario.

Estos adyuvantes químicos y biológicos se utilizan porque, debido a su naturaleza tóxica, el sistema inmunitario está, por defecto, preparado para reaccionar a ellas. Sin embargo, este efecto desencadenante de la vacuna no es más que una potente tormenta inflamatoria en el organismo. Lo más terrible es que la mayoría de las vacunas se administran a los bebés, causando en su vulnerable sistema nervioso un efecto multiplicador. Cualquier sustancia neurotóxica para un adulto lo es mucho más para un bebé con un sistema nervioso en desarrollo.

Las secuelas se magnifican si el niño tiene un historial de estrés uterino, estrés como bebé (entorno inestable), mala nutrición en el vientre de la madre o en la primera infancia; otros problemas de salud infantil o una predisposición genética al alzhéimer (o a cualquier otra enfermedad neurológica).

Así pues, ser vacunados repetidamente —lo que causa repetidos ataques neurológicos en nuestro sistema nervioso— nos predispone al autismo, el alzhéimer y otras muchas enfermedades. Y un dato más: ¿sabías que los norteamericanos son los individuos más vacunados del mundo?

Y he aquí algunas noticias aún más alarmantes: dos estudios recientes —uno realizado en el Karolinska Institutet, en Suecia, y el otro en la Université Laval, CHU, de Quebec, Canadá— han llevado a cabo ciertas pruebas preliminares que han animado a los científicos a pensar que es posible crear una vacuna contra el alzhéimer.

Ambos equipos de investigación han sido aparentemente capaces de desencadenar una respuesta inmunitaria contra las placas beta-amiloides de los cerebros de pacientes con alzhéimer. Si te parece que ésa es la respuesta que la ciencia médica ha estado buscando, espera a escuchar esto. El último estudio, el de la universidad canadiense, se realizó asociadamente con el gigante farmacéutico GlaxoSmithKline. Los investigadores identificaron una molécula llamada monofosferil lípido A (MPL, según sus siglas en inglés) que estimula las células inmunitarias del cerebro.

Y ¿sabes qué?, ¡la farmacéutica GlaxoSmithKline lleva años utilizando la MPL como un adyuvante vacunal!

La gran industria farmacéutica no sólo cosecha millones de dólares de una vacuna más, sino que una vacuna *protectora* del alzhéimer estaría a la cabeza de la facturación. ¡Qué provechoso!

Las vacunas forman parte de otros de los muchos factores –medioambientales, dietéticos, de manera de vivir, etc.– que contribuyen a desarrollar el alzhéimer. Son también fácilmente eliminables. Si tienes dudas sobre vacunar o no vacunar a tus hijos, consulta mi libro *Las vacunas*, de Ediciones Obelisco; en él encontrarás alternativas para fortalecer el organismo y hacerlo más resistente a las enfermedades.

La importancia de dormir bien

Dormir es una de las funciones más importantes de nuestro cuerpo. Sin un patrón regular de sueño, nos hacemos vulnerables a una serie de problemas de salud. No es infrecuente que la falta de sueño nos deje cansados, demacrados e irritables.

Y no sólo eso, la falta de sueño puede agravar la inflamación del cuerpo, incluida la que lleva a la enfermedad de Alzheimer. Nuestros ciclos de sueño los gobierna una hormona llamada melatonina, la cual induce al sueño y nos ayuda a dormir por la noche.

Cuando los ritmos circadianos, o patrones naturales del sueño, se ven interrumpidos por unos horarios irregulares o una escasa producción de melatonina quedamos abocados a un estrés injustificado y a todos los problemas que pueden causar aumento de peso, mayor toxicidad y cansancio, entre otros. La ciencia ha confirmado que la pérdida de horas de sueño está especialmente vinculada, directa e indirectamente, a una aparición más temprana del alzhéimer. El nivel de melatonina puede incrementarse con suplementos, pero la producción natural es siempre mejor. La melatonina está creada por la glándula pineal, la cual ajusta su producción de acuerdo a la cantidad luz a la que el cuerpo se expone.

Esto es lo que causa que nos depertemos con la luz y nos mantengamos despiertos durante todo el día. Y eso mismo es lo que hace que durmamos mejor en una habitación oscura. Crear las condiciones adecuadas para desencadenar la producción de melatonina varias horas antes de ir a dormir contribuirá a su producción y asegurará un sueño reparador. Se deben atenuar las luces, equiparándolas a la luz natural, y evitar el uso de aparatos electrónicos con pantallas brillantes, como las de los ordenadores o los teléfonos móviles. Además, hay que mantener los puntos de luz fuera del dormitorio, de este modo no sólo uno se quedará dormido más fácilmente, sino que además dormirá mejor, más profundamente y durante más tiempo.

Dormir bien es una de las mejores cosas que puedes hacer por tu salud, hará que te mantengas sano y lleno de energía en los años venideros.

6

CURAR EL ALZHÉIMER TRAS SU APARICIÓN

Una de las cosas que hace del alzhéimer una enfermedad tan aterradora es el hecho de que pueda a empezar a desarrollarse años antes de que aparezcan sus síntomas. De modo que en el momento en que los síntomas empiezan realmente a manifestarse, muchas personas consideran que ya es demasiado tarde para hacer algo y se rinden ante la enfermedad.

No las culpo por ello, pues es la medicina convencional la que nos condiciona a que pensemos de ese modo. Pero en mi experiencia con la medicina ayurvédica he descubierto que prácticamente nunca es demasiado tarde para encarrilar de nuevo nuestra salud.

La enfermedad no es otra cosa que un grito de ayuda del cuerpo. A su nivel más básico, el organismo está diseñado para sostenerse a sí mismo. Se trata de un sistema increíble y complejo que evita a toda costa su propia destrucción, y puede realizar procesos sorprendentes para hacer que eso suceda. Ello surge del potentísimo instinto de supervivencia.

La enfermedad es el camino que emprende el cuerpo para contener el proceso de anomalía, que de no estar limitado a un órgano o sistema llevaría a la destrucción de todo el organismo. Se trata de un signo claro de que el cuerpo ha intentado curarse por sí mismo, y ahora necesita una ayuda extra. Dicho de otro modo: ahora te necesita a ti para que le ayudes a ayudarse.

Un cuerpo sano, equilibrado y que funciona adecuadamente no desarrolla una enfermedad crónica, siempre existe una causa subyacente. Si nosotros, como individuos, podemos comprender las causas y enfrentarnos a ellas lo más rápidamente posible, entonces, casi en todos los casos, recuperaremos nuestra salud.

Lo más importante es no abandonarnos, escuchar lo que nuestro cuerpo y la enfermedad nos están diciendo y contribuir de manera activa en el proceso curativo viviendo un tipo de vida lo más equilibrado y puro posible.

Lamentablemente, la medicina convencional, con su visión del cuerpo humano mecánica y reduccionista, nos dice todo lo contrario. Nos ha enseñado a ignorar la inteligencia innata de nuestro organismo, y nos ha llevado a creer que la única manera de curar una enfermedad es confiar en algo ajeno a nosotros mismos: médicos y medicamentos. Realmente ha cambiado el enfoque de dentro afuera.

Se trata de una estratagema inteligente, perpetuada durante cientos de años, para asegurarse de que transferimos todo el control de nuestra salud a la Big Pharma. También se han infringido todas las normas éticas al enseñarnos a temer a la enfermedad, en vez de escuchar lo que nuestro cuerpo intenta decirnos. De esta manera se desestima por completo el papel que juegan la nutrición, los factores medioambientales, el estilo de vida y, lo más importante, nuestro propio poder de curación.

Es cierto que el alzhéimer no se cura totalmente, es cierto que, en muchos casos, es increíblemente difícil minimizar los efectos de la enfermedad. Es absolutamente cierto que es mejor no llegar a desarrollar la enfermedad que combatirla después de su aparición. Pero considero que la razón por la que el alzhéimer es una enfermedad tan difícil de tratar y controlar hoy día no se debe a que eso sea imposible, sino a que la industria médica intenta con gran ahínco *tratarla* de modo que sólo la empeora.

Observa cualquier residencia de ancianos y probablemente verás a unos cuantos pacientes con alzhéimer apiñados en sus sillas de ruedas torno al televisor o relegados al rincón de *cuidado de la memoria*. Son personas que toman Aricept, Namenda o algunos otros inventos de la Big

Pharma que asegura que ralentiza el progreso de la enfermedad y que controla (o elimina) sus síntomas.

Es posible que esos fármacos lleguen a hacer que esos pacientes se sientan un poco mejor durante un tiempo, pero posteriormente sus condiciones empeoran. Más pronto que tarde, a los «residentes» (pacientes) se les administran también antipsicóticos para tratarles la ansiedad y la irritabilidad. Pero mientras, esos medicamentos aceleran el deterioro del enfermo, ya que fomentan otras enfermedades secundarias que pudieran tener, como la diabetes o las cardiopatías.

Lo típico en las residencias es que haya música de fondo o que les ofrezcan jugar a cartas, pero hay pocas oportunidades para una estimulación mental significativa. Las comidas son por lo general de poca calidad, incompletas, y, casi seguramente, no biológicas. Es posible que los residentes cuenten con alguna terapia física, pero lo habitual es que pasen los días de manera totalmente sedentaria.

Si tienen suerte, reciben visitas de familiares, amigos y, tal vez personal voluntario o sacerdotes; de otro modo, su contacto con la sociedad es muy limitado. El ambiente es muy depresivo, es como si el mundo les hubiera simplemente abandonado. Visita una residencia de ancianos y dime cómo es posible que esas personas mejoren. En mi opinión, tal como están las cosas hoy día, eso es prácticamente imposible.

Si esos individuos con alzhéimer hubieran cambiado radicalmente su estilo de vida muy al inicio de los síntomas, estoy seguro de que muchos de ellos, si no todos, hubieran podido evitar acabar en una residencia de ésas. ¿Qué habría pasado si hubieran empezado a realizar una rutina diaria de ejercicios cuando aún podían hacerlo o hubieran cambiado radicalmente de dieta? ¿Y si hubieran apagado el televisor y hubieran dedicado más tiempo a los pasatiempos preferidos, o a la meditación para reducir el estrés? ¿Y si hubieran complementado su dieta con superalimentos ricos en antioxidantes y grasas saludables? ¿Qué habría sucedido si ellos o sus familiares hubieran sabido que los medicamentos y las vacunas tóxicas que les habían dicho que los mantendrían sanos en realidad estaban haciéndoles enfermar gravemente?

Yo creo que si hubieran tenido acceso a la información que realmente necesitaban para mantener un cerebro sano, sus destinos habrían seguido un camino marcadamente diferente. En Estados Unidos es realmente una tragedia que muchos ancianos se vean hoy día en esas circunstancias realmente evitables.

Contrariamente a lo que nos dice la Big Pharma y la corriente médica dominante, tras la aparición del Alzheimer hay muchas cosas que la gente puede hacer. Lo que en primer lugar puede evitar esta enfermedad puede también contribuir a un control efectivo de ella. El alzhéimer puede que no tenga cura, pero el cerebro tiene una capacidad regenerativa extraordinaria que es posible activar totalmente una vez hayan sido encaradas las causas de la inflamación.

El cuerpo humano es una máquina autorreparadora, y aunque la medicina convencional intenta restar importancia y a menudo ignorar su capacidad regenerativa, el hecho es que la enfermedad crónica se puede prevenir totalmente a través de una sencilla desintoxicación del organismo y manteniendo una dieta y un estilo de vida saludables.

En el caso del alzhéimer, no hay diferencia en si la inflamación cerebral está causada por la mala dieta, la falta de ejercicio, la exposición a toxinas presentes en el medioambiente, a las toxinas farmacológicas o a cualquier otro factor de riesgo que pueda dar lugar a la enfermedad. Una vez que se detiene la exposición a las toxinas y a otras influencias nocivas, y se restablece una dieta nutritiva y adecuada, incluso las personas que han sufrido una disminución de sus células cerebrales pueden volver a llevar una vida más normal.

Existe un estudio con unos sorprendentes descubrimientos que demuestran la gran capacidad regenerativa que tiene el cerebro. Las investigaciones conjuntas de la Auckland University de Nueva Zelanda y el Instituto Carlsson de Neurociencia de Suiza llevaron a descubrir un sendero celular que consolida la aseveración de que el cerebro puede autorrepararse. El estudio, que duró 8 años, demostró que el cerebro puede general nuevas células madre, las cuales pueden dividirse y convertirse en diferentes tipos de tejido, también el que conforma la masa cerebral. Esas células pueden por consiguiente dirigirse a zonas del cerebro que tienen células destruidas o dañadas y que originan los depósitos de placas beta-amiloides. El estudio determinó que esas células nuevas pueden avanzar por una determinada vía celular y reparar el daño antes que vaya a peor.

Dado que la capacidad autorregeneradora del cerebro está íntimamente vinculada a las células troncales, voy a hablar brevemente de lo que son las células madre. Esto dará al lector una idea de lo sorprendente del cuerpo humano y del mecanismo por el cual el cerebro regenera sus tejidos cuando éstos se deterioran y enferman.

Las células madre son un tipo de grupos de células no diferenciadas presentes en diferentes partes del cuerpo. Tienen una extraordinaria capacidad para desarrollarse en muy diversos tipos de células. En ciertas condiciones, pueden producir tejidos o células específicas con unas funciones determinadas.

En algunos órganos, como es el caso de los intestinos o de la médula espinal, las células madre se dividen regularmente para reparar y sustituir los tejidos desgastados o dañados. Pero en otros órganos, como el páncreas y el corazón, las células madre sólo se dividen en condiciones especiales.

Este proceso de crecimiento y transformación es continuo, sigue teniendo lugar durante toda la vida del individuo. Dicho de manera sencilla, las células madre son una parte del mecanismo mediante el cual crecemos, nos desarrollamos y nos autocuramos. Por favor, no subestimes tu gran potencial de autocuración, el cual está respaldado por la innata inteligencia del cuerpo. Este impulso natural se debe al instinto absoluto de supervivencia y a la necesidad de avanzar como sea.

Así pues, aunque el alzhéimer no tenga una cura absoluta, el cerebro tiene realmente la capacidad de curarse a sí mismo. Todo lo que puede ayudar a prevenir, en primer lugar, el deterioro cerebral y la degeneración del cerebro –una buena dieta, la limpieza regular de los órganos vitales, un patrón de sueño saludable, el control del estrés, etc.–, puede ayudar al cerebro a autorepararse y autorregenerarse.

Pero podría ser que si tienes un ser querido con alzhéimer, o tienes sospechas de ser tú mismo quien tiene síntomas de esta enfermedad, desees ideas más concretas de tratamiento.

Aquí tienes una buena noticia: si bien cualquier cosa que ayuda a prevenir el alzhéimer contribuye también a curar sus síntomas, existen unos grandes remedios naturales que pueden revertir los síntomas de la enfermedad. En este último capítulo, detallaré algunos de los enfoques naturales que pueden ayudar a ralentizar la evolución de la enfermedad, detenerla por completo o incluso revertir sus síntomas. Deseo sinceramente que las ideas que aquí adjunto te ayuden, lector, a retomar el control de tu salud, aunque todo te parezca desesperanzador.

Hagas lo que hagas, mantén la mente activa

Al igual que ocurre con la mayoría de las cosas, cuando el cerebro no se usa suficientemente y no se estimula empieza a perder sus funciones cognitivas. Mantenerse cognitivamente activo puede ayudar a frenar la aparición del la enfermedad de Alzheimer, como confirma un estudio de la Universidad de California.

En el estudio, publicado en la revista *Neuroscience*, los investigadores estudiaron a ratones que habían sido criados para desarrollar en sus cerebros placas beta-amiloides. Después entrenaron a un grupo de ellos para que nadaran en un recipiente con agua hasta un determinado punto, mientras que el otro grupo no fue entrenado y se le permitió nadar por donde quisieran.

Realizaron pruebas con todos ellos en diferentes etapas de sus vidas: a los 2 meses primero y luego a los 6, 9, 12, 15 y 18 meses de edad. Descubrieron que los ratones que habían sido entrenados tenían menos placas en el primer año de vida que los del otro grupo. Hacia el 15.º mes de vida, el nivel de deterioro del cerebro en ambos grupos era básicamente el mismo, lo cual sugiere que si bien aprender en la primera etapa de la vida contribuye a mantener la salud cerebral, es necesario seguir aprendiendo nuevas cosas cuando se llega a una mediana edad y los años que sigan. Esa continua estimulación mental contribuye a crear nuevas conexiones neuronales y a fortalecer las ya existentes, y eso ayuda a su vez a mantener la salud del cerebro y a fortalecerla en el tiempo. Incluso los responsables del estudio quedaron maravillados con sus descubrimientos. «Nos quedamos sorprendidos de que ese sencillo aprendizaje tuviera efectos tan grandes en la reducción de la patología del alzhéimer y en el deterioro cognitivo», declaró Kim Gree, director del estudio. Así pues, llevar a cabo actividades mentales estimulantes, sencillas y agradables, como hacer crucigramas o ir al teatro, puede reducir la evolución del alzhéimer, e incluso detenerlo. Hay que recordar que la clave está en mantener la mente ocupada.

Remedios homeopáticos

El Centro Nacional de Homeopatía ha presentado estudios sobre una combinación de terapias homeopáticas de amplio espectro que se han mostrado efectivas en mitigar e incluso revocar los síntomas de la enfermedad de Alzheimer. Esto contribuye a confirmar años de éxito de tratamientos homeopáticos en una serie enfermedades, que ahora incluye el alzhéimer.

El principal objetivo de la homeopatía clásica a la hora de tratar a los pacientes es el de encontrar el símil o remedio que pueda tratar las características principales de cada caso. Dicho de otro modo, no hay dos tratamientos homeopáticos que sean exactamente iguales, cada uno está personalizado para encajar con las necesidades de cada paciente.

Si tú mismo, o un ser querido, estás sufriendo los síntomas del alzhéimer, piensa en la posibilidad de recurrir a un médico holístico especializado en homeopatía que aúne un tratamiento conjunto diseñado para tus necesidades específicas.

¿Es posible que en vez de Alzheimer se trate en realidad de una falta de vitamina B_{12}?

En las sociedades actuales hay muchas personas que tienen carencias crónicas de muchas vitaminas y minerales esenciales, y la vitamina B_{12} no es una excepción. La falta de vitamina B_{12} puede acarrear un gran número de problemas de salud, a menudo no diagnosticados, o —en personas mayores— mal diagnosticados, como el caso de la enfermedad de Alzheimer.

Llamada también *carencia de cobalamina*, la falta de vitamina B_{12} suele ser más común en personas de edad. Los investigadores estiman que cerca de un millón de ancianos norteamericanos sufre una deficiencia no diagnosticada de vitamina B_{12}, y en muchos casos los médicos la diagnostican erróneamente como alzhéimer porque los síntomas de esta enfermedad y la carencia de vitamina B_{12} son idénticos.

La gran diferencia entre ambos es que, a diferencia de lo que sucede en la enfermedad de Alzheimer, las lesiones cerebrales y otros síntomas semejantes al alzhéimer pueden curarse por completo si los individuos siguen un tratamiento con vitamina B_{12}. Existen pruebas convincentes de que un tratamiento terapéutico con vitamina B_{12} puede mejorar muchos casos diagnosticados como alzhéimer porque no se trata de ésta. El deterioro neurológico que muestra un escáner cerebral como resultado de una deficiencia de vitamina B_{12} es idéntico al escáner de un cerebro con alzhéimer, por lo que es posible que muchos médicos sigan ignorando este común y reversible problema. Puesto que la vitamina B_{12} es totalmente segura, económica y natural, no hay razón por la que no empezar a administrarla después del diagnóstico. Nunca se sabe si la llamada *enfermedad de Alzheimer* puede ser tan sólo una carencia nutricional fácilmente solucionable.

¿Puede tratarse el alzhéimer con terapia nutricional?

¿Y si hubiera una manera de demorar el inicio del alzhéimer más efectiva y menos plagada de efectos secundarios que los medicamentos antialzhéimer, tóxicos y de dudoso efecto, propiciados por la Big Pharma? Unos científicos del Instituto de Tecnología de Massachusetts (MIT) llevaron a cabo un estudio que demostró que una combinación determinada de nutrientes totalmente naturales puede conseguir ese resultado.

El estudio, cuyos resultados se publicaron en *Alzheimer's & Dementia*, mostró que las terapias nutricionales pueden aumentar la capacidad de los pacientes de alzhéimer de funcionar con normalidad y de disfrutar de mejor memoria. Se descubrió que la combinación de determinados nutrientes, entre los que se incluyen la uridina, la colina y las grasas esenciales omega 3, estimulan el crecimiento de nuevas conexiones neuronales, lo cual mejora la memoria y las funciones cognitivas de los pacientes con alzhéimer.

Esos nutrientes son únicos y mimetizan la estructura de las células cerebrales, y lo que es mejor, todo ello sucede de manera natural. La uridina se encuentra en la remolacha y en las melazas; la colina, en la yema de los huevos y en el germen de trigo; y los ácidos grasos omega 3, en el fitoplancton marino, en las nueces y en el pescado azul.

Richard Wurtman, profesor universitario de Ciencias Cognitivas y del Cerebro del MIT y participante en la investigación preliminar del estudio, afirmó: «Si se desea incrementar el número de sinapsis mejorando su producción, hay que evitar en cierta medida esa pérdida de capacidad cognitiva que acompaña a la enfermedad de Alzheimer».

Para comprobar su teoría, los investigadores del MIT realizaron una prueba clínica durante un período de 3 meses con la ayuda de 225 pacientes con alzhéimer. Cada día, la mitad de los pacientes del grupo de control bebió un placebo, mientras que al otro grupo se le administró una combinación de nutrientes también en forma líquida.

Sorprendentemente, cerca de la mitad de los individuos del estudio que tomaron la bebida nutriente demostró en las pruebas pertinentes haber mejorado enormemente la función cognitiva y la memoria. Esto significa que la uridina, la colina y los ácidos grasos omega 3 contribuyen en gran medida a batallar contra el alzhéimer.

Ácido alfalipoico

Otro poderoso antioxidante que trabaja en la primera línea de defensa de la enfermedad de Alzheimer es un complemento llamado ácido alfalipoico (ALA, según sus siglas en inglés). Este gran antioxidante no sólo actúa de manera impresionante en la prevención del alzhéimer sino que además es extraordinariamente efectivo a la hora de combatir esta enfermedad tras su aparición. Puede atravesar fácil y eficazmente la barrera encéfalo –sanguínea y es un gran *depredador* que ataca a los radicales libres.

Un estudio demostró que los pacientes que recibieron durante un año 600 miligramos diarios de ALA vieron estabilizadas sus funciones cognitivas. Al cabo de un período de cuatro años, un estudio de seguimiento mostró que quienes habían seguido con el tratamiento habían disminuido de manera espectacular la evolución de los síntomas en contraste con quienes no recibieron ese tratamiento, o bien seguían tratamientos con fármacos convencionales contra el alzhéimer.

Los científicos observaron que el ALA funciona de diferentes maneras. En primer lugar elimina los radicales libres que causan los síntomas de la enfermedad. Además, quilata ciertos metales del organismo que pueden contribuir a la formación de esos radicales al reducir el nivel de componentes esenciales como el glutatión, cuya deficiencia puede ocasionar enfermedades relacionadas con la edad, entre ellas el alzhéimer.

Finalmente, el ácido alfalipoico es eficaz en reducir la inflamación. Los investigadores aconsejaron combinar el ALA con otros nutrientes como la curcumina, de la cúrcuma, y los ácidos grasos del fitoplancton a fin de aumentar sus propiedades.

El ácido alfalipoico se encuentra en muy pequeñas cantidades en alimentos como las espinacas, el brócoli, los guisantes, la levadura de cerveza, las coles de Bruselas y el salvado de arroz. También puede tomarse en forma de suplemento.

Flavonoides y más flavonoides

Cada vez hay más pruebas que confirman aquello que creen desde hace miles de años los defensores de la salud natural: las sustancias que contienen las frutas y las verduras ayudan a combatir la enfermedad. Ahora un estudio confirma que el alzhéimer no es una excepción y que el consumo de flavonoides contribuye a ralentizar la evolución de esta enfermedad, e incluso a detenerla.

Los flavonoides son un tipo de antioxidantes que se encuentran abundantemente en una gran variedad de frutas y verduras, entre ellas las bayas, las uvas, las naranjas, los limones, las cebollas, el té e incluso el chocolate, si bien la mayoría del chocolate que encontramos en las tiendas y supermercados ha sido desprovisto de muchos de sus flavonoides es su procesado.

Los flavonoides trabajan de manera parecida a la del ácido alfalipoico. Son unos potentes antioxidantes que pueden eliminar de nuestro organismo los dañinos radicales libres y reducir la inflamación. Sin embargo, muchos de esos componentes atraviesan con dificultad la barrera encéfalo-sanguínea, y por ello juegan un mejor papel en la prevención de las enfermedades que rodean al alzhéimer que en el tratamiento de esta enfermedad.

Los investigadores siguieron analizando las pruebas de que los flavonoides pueden tratar el alzhéimer y decidieron estudiarlos desde un ángulo diferente para comprobar si había otro mecanismo que les hiciera funcionar. Un estudio del King's College de Londres demostró que los flavonoides, especialmente un tipo de flavonoide conocido como epicatequina, puede ralentizar o incluso detener la evolución del alzhéimer si se toma como suplemento oral.

El director de la investigación, el doctor Williams, declaró: «Hemos descubierto que la epicatequina protege las células cerebrales del deterioro, pero lo hace a través de un mecanismo no relacionado con su actividad antioxidante... Nuestros descubrimientos avalan la idea general de que la ingesta en la dieta de alimentos ricos en flavonoides o suplementos puede impactar positivamente en el desarrollo y evolución de la demencia».

¿Puede ayudar la cafeína? ¡Por supuesto que sí!

Las investigaciones llevadas a cabo en la Universidad de South Florida con ratones modificados genéticamente para que desarrollaran la enfermedad de Alzheimer demostraron que la terapia con cafeína no sólo puede detener sino también revertir el deterioro cognitivo.

En el estudio, los científicos examinaron dos grupos de ratones. El primero de ellos recibió tan sólo un suplemento de agua. El segundo grupo recibió agua con cafeína. Al cabo de dos meses, los ratones de la cafeína realizaban test cognitivos mucho mejores que los animales que no la tomaron.

De hecho, mientras los ratones que sólo tomaron agua siguieron experimentando problemas cognitivos, los que tomaron cafeína realizaron unas pruebas memorísticas con unos resultados similares a las que hicieron ratones sin ningún síntoma de alzhéimer. Los científicos observaron también que la cafeína tiene la capacidad de reducir la inflamación, lo cual disminuye las placas beta-amiloides en el sistema.

El tratamiento con dosis altas de cafeína, los ratones recibían lo equivalente a cinco tazas de café al día, es «alentador». El director del estudio, el doctor Arendash, afirmó: «Las pruebas evidencian que la cafeína puede ser un tratamiento viable para estabilizar la enfermedad de Alzheimer, y no una simple protección».

Como he escrito muchas veces anteriormente, la cafeína puede ser perjudicial para el organismo si no se compensan sus efectos deshidratantes aumentando el consumo de agua. También puede alterar los patrones de sueño, crear problemas hormonales que pueden desencadenar el desarrollo del alzhéimer y otros problemas de salud. Por consiguiente, la cafeína sólo debe consumirse por la mañana, bastante antes de la hora de ir a dormir; pero a pesar de sus inconvenientes, el consumo moderado de cafeína es una opción que merece la pena para aquellos que se enfrentan a una pérdida de memoria.

Mira en el armario de tu cocina: Aceite de oliva

El aceite de oliva está considerado desde hace mucho tiempo uno de los alimentos más saludables que hay. Rico en grasas sanas y en beneficiosos antioxidantes, se trata de una gran fuente nutricional que supone una gran herramienta contra un buen número de enfermedades. Reduce el deterioro de los radicales libres en el organismo y palía el estrés oxidativo, bajando la inflamación y creando una mayor sensación de salud y bienestar.

El aceite de oliva contiene además un componente natural, llamado oleocantal, que puede detener la evolución del alzhéimer. Se trata de la sustancia que da al aceite su característico sabor. Puede asimismo unirse a las toxinas del organismo, y reduce el nivel de beta-amiloides en el flujo sanguíneo, inhibiendo así el desarrollo del alzhéimer incluso después de su inicio. De sabor delicioso es muy fácil de introducir en la dieta diaria. Aconsejo el consumo de unas dos cucharadas (30 ml) al día.

Aceite de coco: Un milagro natural para combatir el alzhéimer

Es bien sabido que el aceite de oliva es fuente de los beneficiosos ácidos grasos y de polifenoles, los cuales contribuyen a prevenir las enfermedades neurodegenerativas. Pero el aceite de coco es otra excelente fuente. Considerado como un alimento sano por muchas culturas que durante miles de años han cosechado cocos, el aceite de coco es rico en grasas saludables y en antioxidantes. Es tan beneficioso que no sólo es un maravilloso medio preventivo del alzhéimer sino que además puede detener la evolución de la enfermedad y también revertirla.

La profesión médica se conmocionó con la historia de la doctora Mary Newport y su marido Steve. Tras 36 años de matrimonio, Mary notó que su marido empezaba a dispersarse mentalmente. Él, que una vez fue extraordinariamente ingenioso, contable, lector voraz y matemático, empezó a perder memoria, cosas como olvidar dónde había dejado las llaves o apuntar una cita.

Más tarde, los fallos de memoria fueron a más. Empezó a cometer errores contables, cuando la contabilidad era el trabajo de toda su vida. Un psiquiatra le diagnosticó depresión y le recetó antidepresivos y terapia. Pero su memoria seguía empeorando. Cuando ya no podía recordar ni cómo apagar una lámpara, a todos les pareció claro que Steve tenía alzhéimer.

Mary le llevó al neurólogo y éste le recetó Aricept, Namenda y Exelon. Pero el deterioro mental continuaba. No recordaba cómo usar los cubiertos o abrocharse los zapatos, y pasaba el tiempo deambulando por la casa como un alma en pena. Empezó también a olvidarse de sus familiares más cercanos, entre ellos su hija mayor.

Su esposa, desesperada, intentó que Steve entrara a formar parte de estudios con fármacos experimentales, pero su estado ya estaba tan deteriorado que no podía ni siquiera realizar test mentales que le cualificaran para los estudios. Un examen indicó que era portador del gen que lleva al alzhéimer, y un escáner MRI mostró que su hipocampo se había reducido de tamaño y que los lóbulos parietal y frontal estaban gravemente afectados. Aun así, a pesar de la falta total de memoria próxima y de su deteriorada memoria a largo plazo, Steve mostraba de vez en cuando destellos de su antigua personalidad.

Y entonces Mary, que era médico, oyó hablar de un nuevo medicamento experimental llamado Ketasyn. Quedó sorprendida al saber que en un estudio sobre ese fármaco, la mitad de los participantes había mostrado una asombrosa mejoría en sus síntomas. Mientras otros medicamentos, como Aricept o Namenda, no hacían más que ralentizar los síntomas de muy pocos pacientes, la idea de que ese nuevo fármaco pudiera mejorar los síntomas de un grupo tan grande la dejó muy sorprendida.

Mary investigó un poco más y descubrió cuáles eran los ingredientes de ese nuevo fármaco. Le sorprendió saber que el principal ingrediente eran los triglicéridos de cadena media (TCM), un tipo de ácido graso derivado de los cocos.

Ya que Steve no podía formar parte del estudio con Ketasyn, Mary decidió probar el aceite de coco. A la mañana siguiente, puso unas cuantas cucharadas de ese aceite en la comida de Steve. Al cabo de pocos días, Steve empezó a decir a Mary que había sentido «como si se hubiera encendido la luz», su antiguo yo volvía.

Dos meses después de empezar el tratamiento del aceite de coco, Mary escribió: «Ya hace 60 días que Steve ha empezado a tomar aceite de coco. Entra cada mañana en la cocina despierto y feliz, charlatán y haciendo bromas. Su manera de andar sigue siendo un poco rara, pero el temblor que tenía apenas se percibe. Puede concentrarse en las cosas que quiere hacer en la casa y en el jardín, y es constante en ellas. Antes de tomar el aceite de coco, se distraía y apenas podía acabar de hacer nada si yo no le estaba supervisando».

Los escáneres de cerebro confirmaron que la degeneración de éste se había interrumpido, y que incluso estaba teniendo lugar una regeneración. Esta sorprendente mejora es algo con lo que la Big Pharma no puede ni soñar.

Pero ¿cómo funciona? Es sencillo: el TCM aumenta la producción cerebral de ciertos componentes llamados cetonas, que se crean cuando el cuerpo descompone la grasa para producir energía. Cuando el organismo no puede quemar hidratos de carbono para producir energía, acude a los depósitos de grasas, las quema y crea cetonas.

Resulta que mientras las células sanas del cerebro prefieren la glucosa como materia combustible primordial, las cetonas aportan un potente estímulo al cerebro, el cual, de algún modo, está en peligro y no puede metabolizar adecuadamente la glucosa. Las investigaciones realizadas han mostrado que cuando las células del cerebro metabolizan las cetonas producen un 25 % más energía que cuando metabolizan la glucosa. Además, crea cerca de un 40 % más de flujo sanguíneo en el cerebro.

Es por ello por lo que los científicos llevan años abogando por dietas bajas en hidratos de carbono y ricas en grasas saludables para aquellos pacientes que sufren ataques epilépticos. El aceite de coco es como una dosis concentrada de esas maravillosas cetonas, y el TCM es totalmente inocuo, por no mencionar su delicioso sabor y su gran contenido en vitaminas, minerales y fibra.

¿Y qué tipo de aceite de coco y en qué cantidad hay que tomar para que la dosis sea la adecuada? La mayoría de los estudios sobre el tratamiento de alzhéimer con aceite de coco estiman tomar cinco cucharadas del día (74 ml) de aceite de coco extra virgen. Sin embargo, para una dosis de mantenimiento basta con tomar un máximo de tres cucharadas (44 ml) al día.

Pudiera parecer que los beneficios del aceite de coco son demasiado buenos para ser ciertos, pero los estudios científicos lo avalan. Durante miles de años, los pueblos y culturas que cultivan coco han contemplado su uso como remedio eficaz para un sinfín de dolencias. Y puesto que es inocuo, natural y tiene un sabor delicioso ¿qué pierdes con probarlo?

Una doble apuesta: Vitamina D y cúrcuma

De capítulos anteriores recordarás que hablamos de la vitamina D y de la cúrcuma para prevenir el alzhéimer. Abundando en ello, la publicación *Journal of Alzheimer's Disease* señala que una combinación de estos dos potentes nutrientes produce un gran impacto en esa enfermedad tras la aparición de sus síntomas.

Los científicos de la Facultad de Medicina David Geffen, de la Universidad de California, consideran que esos dos nutrientes se combinan de manera que hacen que el sistema inmunitario elimine la acumulación de tóxicos que llevan a la inflamación, así como las dañinas placas beta-amiloides asociadas al alzhéimer.

En los experimentos realizados observaron que la curcumina —presente en la cúrcuma— y la vitamina D forman un *equipo* en el que la curcumina contribuye a que los leucocitos se adhieran ellos mismos a las proteínas y la vitamina D acelera el ritmo en que éstos neutralizan las toxinas. Los científicos observaron esos efectos probando la vitamina D_3 y la curcumina en muestras de sangre de pacientes con alzhéimer, y descubrieron que, al exponer esas muestras a los potentes nutrientes citados, el sistema inmunitario eliminaba las toxinas de la sangre a una mayor velocidad.

Estos descubrimientos pueden ayudar a comprender por qué países que disfrutan de gran cantidad de luz solar y consumen mucha cúrcuma, como es el caso de la India, tienen el índice de alzhéimer más bajo del mundo. En la India, sólo un 1 % de personas mayores de 65 años sufre alzhéimer, en comparación con un aproximado 10 % de personas de la misma edad con esa misma enfermedad en Estados Unidos.

Los pacientes con alzhéimer suelen tener lo que se conoce como amiloidosis cerebral, una dolencia por la que el sistema inmunitario no puede eliminar bien las proteínas beta-amiloides del cerebro. Estas dos magníficas y seguras sustancias, la curcumina y la vitamina D, funcionan simplemente estimulando las propias defensas del organismo para que actúen del mejor modo posible. ¿Existe una manera más sensata de tratar el alzhéimer?

¡Levántate y haz ejercicio!

Hacer ejercicio no es sólo una manera de prevenir el alzhéimer, además, como las investigaciones realizadas indican, puede ralentizar su evolución una vez diagnosticado.

Un estudio de la Dong-Eui University de Corea del Sur observó a 30 ancianas con un promedio de edad de 80 años, todas ellas diagnosticadas con demencia senil. Tras realizar valoraciones acerca de memoria, identificación de objetos, lectura, escritura y capacidad para recordar tiempo y lugar, se dividió a las mujeres en dos grupos, uno de los cuales siguió una rutina de ejercicios de 30 a 60 minutos diarios, 2 o 3 días por semana; y el otro no realizó ningún ejercicio físico.

Al cabo de 6 meses se volvió a evaluar a ambos grupos a fin de determinar si sus condiciones habían mejorado. Mientras las mujeres que no realizaron ningún tipo de ejercicio no mostraron mejoría alguna en sus síntomas, las que sí hicieron ejercicio de manera regular mostraron una mejora de un 20%. Un resultado que pasó a ser de un 30% al cabo de otros 6 meses más. También mostraron una mejor disposición para llevar a cabo tareas cotidianas, como vestirse, bañarse y alimentarse.

Otro estudio llevado a cabo en la Facultad de Medicina de la Universidad de Kansas observó a unas 60 personas mayores. En primer lugar comprobaron el estado físico de los participantes en una prueba sobre la cinta de andar que evaluaba su demanda de oxígeno. Después, utilizaron escáneres MRI para determinar el tamaño del cerebro de todos ellos.

Los científicos comprobaron que los que tenían una mejor condición física global mostraban también menos reducción del cerebro que los que estaban en peor forma. Esto subraya que el ejercicio físico no sólo es una parte importante en la prevención del alzhéimer –o en cualquier estilo de vida saludable–, sino que además es un instrumento importante y poderoso para controlar la enfermedad tras su aparición.

7

POR QUÉ EL ALZHÉIMER NO DEBE AMEDRENTARTE

No es disparatado asegurar que si podemos descifrar la causa troncal de la enfermedad, podremos utilizar esos conocimientos para evitar que se desarrolle. Ni tampoco es absurdo imaginar que los métodos sencillos, naturales y comprobados que prevengan esa enfermedad supondrán también una esperanza para aquellos que ya la sufren.

Como ya has podido ver a lo largo de este libro, existen muchas terapias y tratamientos para prevenir e incluso tratar el alzhéimer. No hay que acudir a los engaños de la Big Pharma, no hay que seguir tratamientos de medicamentos tóxicos y, por supuesto, no hay que sentirse indefenso o desamparado.

Si bien la enfermedad de Alzheimer no tiene, lamentablemente, una cura definitiva, con un poco de sentido común, unos cuantos consejos y algo de diligencia, puedes evitar desarrollar la enfermedad, e incluso revertirla, en el caso de que ya haya síntomas. Recuerda siempre que el poder de mejorar tu salud reside en ti, y sólo en ti.

La clave está en permitir que el cuerpo funcione del modo para el que está diseñado y utilizar remedios naturales para contribuir a su autocuración cuando sea necesario. La cosa más sorprendente es que hemos nacido en la naturaleza y la naturaleza nos aporta todo lo que necesitamos para llevar una vida saludable y libre de enfermedades. Somos autosuficientes.

También podemos tener una vida larga y saludable si permitimos que las leyes de la naturaleza sean las que nos guíen. Lo cierto es que nuestras vidas y nuestras condiciones mentales han dado un giro tal que nos han apartado de un modo de vivir acompasado con la naturaleza. Hemos dejado de escuchar a la inteligencia natural de nuestro cuerpo y, por el contrario, lo hemos agredido con unos tipos de vida, unas sustancias químicas y una alimentación que nos han llevado al camino antinatural en el que nos encontramos.

No hay duda de que el alzhéimer es una de las enfermedades más temidas del mundo. En la actualidad, afecta globalmente a unos 44 millones de personas (aproximadamente unos 26 millones hasta el 2012), y se cree que para el año 2050 esa cifra se triplicará, llegando a afectar posiblemente a 135 millones de personas.

Hoy día es difícil encontrar a alguien que no esté, directa o indirectamente, afectado de alzhéimer o de algún tipo de demencia. Casi todos conocemos a alguien que, sencillamente, se ha ido apagando delante de nuestros propios ojos. La enfermedad puede acabar con todos los recuerdos, hacer que las personas olviden incluso a sus familiares y amigos más próximos. Puede hacer que pierdan la noción de dónde están, de cómo cuidarse ellas mismas, del día de la semana en que están, o de incluso quiénes son. Esta enfermedad puede dejar a la gente en un estado perpetuo de demencia, incapaz de dilucidar entre lo que es real y lo que es imaginario.

Pero aun así, el alzhéimer no tiene que asustarte. Creerás que estoy loco diciéndote esto, pero a pesar de la fama de enfermedad terrible que tiene, en general se trata de tan sólo *una parte del proceso de envejecimiento.* Y sé que hay esperanza.

Lo sé porque he visto a muchas personas que han vivido una vida feliz, sana y productiva hasta el momento final. Esto es posible si dejamos de aceptar las mentiras de la Big Pharma y empezamos a hacernos cargo de nuestra propia salud.

Obviamente, la mayoría de nosotros vamos declinando a medida que envejecemos, pero la gravedad del alzhéimer es simple, no normal. Si bien es cierto que muchos ancianos sufren un deterioro de su capacidad cognitiva, sabemos que eso no es inevitable. ¿Cuántas veces has oído hablar de personas con 80 y 90 años que están *en plena forma*? La idea de que el alzhéimer no puede evitarse es clarísimamente falsa.

El cuerpo está diseñado para mantenerse por sus propios medios y hace un trabajo extraordinario para conseguirlo. Esa capacidad sólo se ve comprometida cuando las heridas y el estrés del organismo llegan a un punto crítico, ya sea debido a un mal estilo de vida, a la exposición a sustancias químicas y toxinas, a un estrés grave, a un estado de ansiedad prolongado, o a diversos otros factores. Si esos problemas continúan, el organismo va perdiendo su capacidad regenerativa y empieza a perder el control de sí mismo. En el cerebro, esa situación lleva a un deterioro celular anómalo que a menudo se manifiesta en la enfermedad de Alzheimer.

De modo que el alzhéimer es algo preocupante, sí, pero no es la norma. Es una enfermedad prevenible e incluso reversible. En muchos aspectos de la vida se dice con frecuencia que el ataque es la mejor defensa, y en el caso del alzhéimer eso no es una excepción. Adoptar una postura proactiva con métodos y tratamientos naturales puede protegerte de esta «temida» enfermedad, e incluso curarte de ella tras su aparición.

Debes recordar que la capacidad regeneradora del cuerpo es mayor cuando hay un estilo de vida saludable que contribuye a ello desde una edad temprana. Así pues, aunque detener la evolución del alzhéimer, minimizar sus síntomas o incluso revertir la enfermedad es posible a cualquier edad, las posibilidades de hacerlo, en parte o totalmente, aumenta cuando uno ha llevado un estilo de vida que contribuye constantemente a mantener la salud.

En este libro, mi objetivo no es sólo dar esperanza, sino además aportar respuestas sobre la manera en que se desarrolla esta enfermedad y qué puede hacer cada persona para prevenirla y curarla. Mi más sincera ilusión es equiparte con un auténtico *arsenal* de poderosos tratamientos y terapias holísticos. Aunque tengas ya algunos de los síntomas propios de la enfermedad de Alzheimer, no olvides nunca que hay un sinfín de cosas que puedes hacer para limpiar y equilibrar tu cuerpo y restablecer tu salud mental.

El alzhéimer es un estado de inflamación cerebral crónico, la consecuencia de años de acumulación de toxinas procedentes del medioambiente y de estilos de vida problemáticos que privan al cerebro del oxígeno y de los nutrientes que necesita desesperadamente para mantenerse sano y funcionar bien. Ahora que comprendes mejor las causas y conoces muchos métodos sencillos y prácticos para protegerte, a ti y a tus seres queridos, de los factores de riesgo, estoy seguro de que podrás realmente controlar tu salud mental en los años venideros.

El poder curativo de la mente es real

Prominentes investigadores de la Universidad de Oxford, del Centro Médico Universitario Hamburg-Eppendorf, de la Universidad de Cambridge y de la Universidad Técnica de Múnich han descubierto que los últimos y más determinantes factores que influyen en si un tratamiento es o no efectivo no es sino la propia mente del paciente.

Sus investigaciones, publicadas en la revista *Science Translational Medicine*, plantean que el efecto placebo es realmente el responsable de la curación, y no ningún tratamiento o incluso una intervención quirúrgica.

Según el estudio: «Las pruebas extraídas del comportamiento y del propio estudio indican que las creencias y expectativas de los pacientes pueden conformar tanto los efectos terapéuticos como los adversos de cualquier medicamento». Los científicos descubrieron cómo las expectativas divergentes en los pacientes alteran la eficacia analgésica de un potente opiáceo (medicamento contra el dolor) en pacientes sanos utilizando imágenes mentales.

En ese mismo estudio, cuando se dijo a los participantes de la prueba que no habían recibido medicamentos para el dolor –aunque sí los hubieran recibido–, la medicación resultó completamente ineficaz. De hecho, la investigación mostró que los beneficios de los analgésicos podían incrementarse o anularse por completo manipulando las expectativas de los sujetos, lo cual significa básicamente que depende completamente del paciente sentir o no alivio.

Esta investigación identificó asimismo las zonas del cerebro afectadas por las expectativas del paciente. «Basándonos en pruebas objetivas y subjetivas, sostenemos que la expectativa de una persona respecto al efecto de un medicamento influye fundamentalmente en su eficacia terapéutica y que los mecanismos regulatorios del cerebro difieren en función de la expectativa», se concluyó en el estudio. ¡Ahora intenta contarle esto a tu médico la próxima vez que te extienda una receta médica!

Obviamente, esto debería repercutir enormemente en el cuidado del paciente y en las pruebas de nuevos fármacos, pero dudo que eso llegue a suceder. No se consigue dinero diciendo a los pacientes que pueden curarse por sí mismos. Pero los métodos complementarios y alternativos de la medicina siguen aportando grandes beneficios porque incorporan esos principios en sus tratamientos.

Ahora, veamos algunos temas específicos de esta fascinante investigación.

A un grupo de pacientes que experimentaba la misma intensidad de color continuo causada por la aplicación de calor en los pies se les pidió que evaluaran el dolor que sentían en una escala de 1 a 100. Todos ellos tenían un gotero, de modo que se les podía administrar un medicamento sin que lo percibieran. El dolor que experimentaron era de 66 en la escala de 100.

La primera fase del experimento consistió en dar a los pacientes uno de los analgésicos más potentes, Remifentanil, sin que lo supieran. Declararon que el nivel de dolor había bajado a 55.

En la segunda fase del experimento, se dijo a los pacientes que se les iba a administrar por vía intravenosa un potente analgésico, aunque no fue así. Sin dudarlo, las mentes de los pacientes afirmaron que el dolor había bajado a 39.

Después, sin llegar en ningún modo a alterar la dosis del medicamento, se dijo a los pacientes que se había interrumpido la administración del analgésico y que, por consiguiente, era de esperar que el dolor volviera.

En consecuencia, el nivel de dolor volvió a subir a 64. Aunque seguían recibiendo Remifentanil, ahora estaban experimentando el mismo nivel de dolor que al inicio del experimento, cuando no se les administraba ningún fármaco.

Irene Tracey, profesora universitaria de la Univerdidad de Oxford, dijo: «Es extraordinario, es realmente sensacional, se trata de uno de los mejores analgésicos, y la influencia del cerebro puede bien aumentar su efecto o bien eliminarlo por completo». Después señaló que el estudio se había llevado a cabo con personas sanas a las que se sometió al dolor por un corto período de tiempo.

Las personas con enfermedades crónicas que han probado sin éxito muchos medicamentos no son tan receptivas porque anteriormente sus expectativas se han visto frustradas muchas veces, y en consecuencia ya han convertido sus propias dudas (expectativas negativas) en un autovaticinio de no recuperación. Dicho de otro modo: la recuperación o la cura no depende del tratamiento, sino de lo que el paciente crea o no crea que va a ocurrirle.

«Los médicos necesitan más tiempo para consultar e investigar el aspecto cognitivo de la enfermedad. Hoy día, el enfoque está en la fisiología, y no en la mente, lo cual puede suponer un verdadero obstáculo en el tratamiento», declaró Tracey.

George Lewith, un profesor universitario de investigación sobre la salud de la Universidad de Southampton, señaló que esos descubrimientos ponen en cuestión el valor científico de muchas pruebas clínicas dirigidas de manera arbitraria: «Esto echa por tierra las pruebas clínicas aleatorias, pues no tienen en cuenta las expectativas».

Lo que hizo este exitoso estudio tan convincente e importante es que los escáneres del cerebro que se hicieron a los pacientes durante el experimento también mostraron las zonas del cerebro afectadas por las expectativas subjetivas que esos pacientes tenían. Los investigadores hallaron unos cambios significativos en la actividad neuronal de las zonas del cerebro relacionadas con la percepción de la intensidad del dolor. Los efectos de la expectativa positiva de alivio del dolor estaban asociados con la actividad del sistema modular del dolor endógeno, mientras que los efectos de la expectativa negativa estaban vinculados con la actividad en el hipocampo y en la corteza frontal medial. Así pues, tener una expectativa positiva o negativa en el resultado de un tratamiento determinado altera la química del cerebro y determina la capacidad de nuestro cuerpo para curarse.

En la primera edición de mi libro *Los eternos secretos de la salud*, publicado por Ediciones Obelisco, escribí: «El mecanismo de la curación por efecto placebo se basa en la creencia del paciente de que un determinado fármaco, una intervención quirúrgica o un tipo diferente de tratamiento le va a aliviar su dolor o a curar de su enfermedad. Una fe ciega o un sentimiento absoluto de que va a recuperarse es todo lo que el paciente necesita para iniciar una respuesta sanadora. Mediante la mencionada conexión mente-cuerpo, el paciente llega a liberar en el cerebro unas sustancias opiáceas naturales (analgésicos tipo morfina) que se activan por medio de ciertos procesos mentales. Los neurotransmisores implicados en el alivio del dolor se llaman endorfinas, opioides unas 40.000 veces más potentes que la más potente heroína. A la luz de estas sorprendentes y recientes investigaciones, esta cita es más pertinente que nunca».

El profesor universitario de los Hospitales Salford Royal, del Sistema Nacional de Salud (NHS, según sus siglas en inglés), afirmó: «Los estudios realizados en nuestro propio laboratorio y también en otros indican que las expectativas del paciente son clave en la percepción del dolor y en los efectos analgésicos del placebo. Esto nos confirma aún más la idea que ya teníamos en relación a los efectos de los medicamentos. Previamente esto ya se había demostrado con los efectos analgésicos del óxido nitroso, pero el trabajo actual ofrece una clara evidencia de que este fenómeno no refleja la cuestión de decir lo que el investigador quiere escuchar».

Las implicaciones de este estudio son profundas y echan por tierra muchas de las creencias que a los científicos les encanta mantener. Esto socava la validez de todos los estudios sobre fármacos realizados hasta ahora, pues no se incluye un factor clave: las expectativas subjetivas del paciente. Reiterando las palabras del doctor Lewith «esto lo echa todo por tierra».

Contar con un grupo placebo para establecer comparaciones no hace que la prueba de un fármaco sea fiable y científica ni pueda confirmar su efectividad. Las personas que reciben realmente el medicamento tienen expectativas subjetivas e impredictibles similares a las de las personas del grupo del placebo. A las empresas farmacéuticas les gusta dar la impresión de que el placebo sólo afecta al grupo del placebo, no al grupo del medicamento. Pero dado que ninguno de los miembros de ambos grupos sabe si está tomando el medicamento o el placebo, el resultado del estudio está determinado finalmente por las expectativas que cada persona, independientemente del grupo del que haya formado parte.

Aunque un medicamento probado muestre mayor beneficio que el placebo, ello no prueba que sea efectivo, por el contrario, puede simplemente mostrar que el efecto del placebo es más potente en el grupo del medicamento que en el del placebo, lo cual es un gran descubrimiento en sí mismo.

¿Por qué el efecto placebo puede ser más fuerte que el medicamento de sustitución en los participantes que reciben el auténtico medicamento? Pues porque dado que todos los participantes de la prueba creen que están recibiendo el medicamento real, y no tan sólo un placebo, tendrán cada vez mayores expectativas positivas a partir del momento en que perciben los efectos secundarios que se les dijo que podría producir el medicamento, como estreñimiento, diarrea, dolores de cabeza, mareos, nauseas, sequedad de boca, etc.

Al darse cuenta mediante la autoobservación de que están entre los receptores del auténtico medicamento, su expectativa de una posible recuperación incrementa las posibilidades de éxito del medicamento. Los investigadores afirman que ésta es la prueba de la eficacia del fármaco probado y no dan crédito alguno a las expectativas ahora crecientes de los participantes.

Mientras algunos de los participantes de la prueba se muestran esperanzados y entusiastas por la perspectiva de recibir un fármaco nuevo, otros que han probado antes medicamentos similares sin conseguir beneficios tienen expectativas menores o incluso negativas sobre sus beneficios.

Ya que según este exitoso descubrimiento la expectativa del paciente es sumamente importante, todos los estudios científicos previos que no hayan tenido eso en cuenta son engañosos y deben considerarse nulos. Esto es aplicable a prácticamente todos los estudios de doble ciego que se hayan hecho.

Otra de las razones por la que las pruebas clínicas no tienen rigor científico y son fraudulentas es que no se llevan a cabo como auténticos ensayos de doble ciego. A todos los participantes, independientemente de que reciban un placebo o un medicamento real, se les dice que el estudio se lleva a cabo para una determinada enfermedad. Así, una prueba clínica puede probar un nuevo fármaco para combatir la hipertensión, disminuir el nivel de azúcar en sangre o el del colesterol. Esta simple información, que se da durante la campaña de reclutamiento para la prueba, genera ya unas expectativas en los participantes que pueden contribuir a que el nuevo fármaco mejore su salud. Esta esperanza o expectación puede ser, de hecho, la razón principal para que se inscriban en la prueba.

No hay prueba clínica en la que no se diga a los participante qué tratamiento farmacológico van a recibir. Por un parte, los investigadores aseguran que su estudio es infalible porque los participantes no sabrán si recibirán un fármaco o un placebo. Por la otra, dicen a todos esos participantes que al menos la mitad de ellos esperen recibir un fármaco que mejorará la enfermedad que sufren.

Dicho de otro modo: al menos uno de cada dos participantes quizás experimente el efecto placebo antes de empezar siquiera la prueba. Todos los científicos clínicos saben que la percepción mental de un fármaco o un tratamiento puede desencadenar una respuesta sanadora. Ésta es la razón por la que existe un grupo de placebo en todas las pruebas clínicas. ¿Por qué entonces insisten los médicos y los científicos en que sólo los fármacos pueden curar las enfermedades? Si las expectativas no juegan un papel clave, ¿por qué no se informa a los participantes del grupo al que pertenecen?

Por consiguiente, sin llegar a admitirlo, los científicos y los médicos están admitiendo el poderosísimo papel que juega la mente de una persona a la hora de alterar su estado físico.

En las investigaciones médicas hay un claro doble rasero; si los médicos están en lo cierto al afirmar que sólo los fármacos pueden curar y tratar las enfermedades, ¿por qué necesitan incluir un grupo placebo en todas sus pruebas?

Al decir a los participantes que la mitad de ellos recibirá la medicación experimental y la otra mitad sólo un placebo se crea una mayor variedad de expectativas impredecibles, expectativas con las que no cuenta la investigación. Se trata de pseudociencia desde la mejor perspectiva y un fraude desde la peor.

La única otra manera de realizar un estudio objetivo sería decir a cada participante que él o ella recibirá el auténtico medicamento, pero en realidad no lo recibirá nadie. En vez de ello, todos los participantes tomarán un placebo. Entonces empieza una segunda fase con los mismos sujetos en otro momento diferente, y entonces se les da el medicamento real y así se les hace saber.

Si los descubrimientos del anterior estudio sobre el dolor son correctos, entonces es más probable que los participantes obtengan los mismos resultados en ambas fases. Si son incorrectos, entonces se demostrará que la medicación analizada tiene beneficios reales. Eso sería una investigación científica honesta.

Aquí tenemos otra práctica fraudulenta de la industria farmacéutica: para evitar tener malos resultados en el medicamento testado, las empresas farmacéuticas ordenan a los investigadores que elijan a los participantes más jóvenes y sanos en la prueba de un medicamento para combatir una determinada enfermedad. Pero esa práctica es a la vez irreal y engañosa. En la vida real, la mayoría de los fármacos se prescriben a pacientes enfermos, débiles y mayores que son más proclives a tener menos expectativas que los pacientes más jóvenes, fuertes y sanos. Cuando uno se siente realmente enfermo, es más probable que se sienta deprimido o descorazonado.

Las empresas farmacéuticas saben todo esto y, por consiguiente, no desean que personas enfermas o deprimidas formen parte de sus pruebas farmacológicas. Piensa en un momento de tu vida en el que te sintieras débil a consecuencia de una gripe o de cualquier otra enfermedad. Es probable que te sintieras mal y sin ganas de hacer cualquier cosa que normalmente te complacería. Ahora sabemos que hay que estar ilusionado (expectativas positivas) con un tratamiento para obtener auténticos beneficios de él o de la respuesta positiva que pueda desencadenar.

Aunque las empresas farmacéuticas manipulan con éxito el resultado de las llamadas investigaciones que favorecen un nuevo medicamento, siempre hay un número relativamente grande de pruebas que muestran abiertamente la inefectividad de ese mismo medicamento.

Si un fármaco fuera verdaderamente efectivo, funcionaria en todas y cada una de las personas de la prueba. Pero puesto que la expectativa del paciente es una variable alta y un factor impredecible, algunas de esas pruebas muestran que son fármacos beneficiosos mientras que otras muestran que no lo son. A los laboratorios farmacéuticos la FDA les permite legalmente que seleccione las pruebas que consideran buenas y descarten las malas, hagan lo que hagan.

Cuando finalmente la investigación se presenta a la FDA y a las publicaciones médicas para su revisión y edición, se contemplarán ya como un estudio científico válido. El documento de la investigación llevará el sello que verifica la eficacia del fármaco.

Sin embargo, la realidad es que todos los estudios realizados de esa manera acaban en una fabricación del medicamento inútil y potencialmente peligroso para los pacientes, y que a menudo conduce a graves efectos secundarios, incluyendo la muerte. No es de extrañar que la FDA se vea después obligada a retirar cada año del mercado numerosos medicamentos por ser demasiado tóxicos y peligrosos. Cientos de miles de estadounidenses mueren cada año, envenenados por esos productos farmacéuticos tipo Frankenstein.

El resumen de todo esto es que es imposible probar directamente si la salud de un paciente mejora porque está tomando un medicamento o porque cree que ese tratamiento le va a mejorar. Los recientes estudios de investigación sobre el dolor indican que el motivo está en esto último.

El miedo a la muerte es muy real

En estas investigaciones hay que tener en cuenta otro aspecto. Si a una persona se le diagnostica una enfermedad terminal, como por ejemplo un cáncer o una insuficiencia cardíaca congestiva, ese *diagnóstico negativo* se convierte en el mismo autovaticinio que los participantes en la prueba del estudio citado anteriormente hacían cuando se les decía que se les había dejado de administrar el analgésico, aunque ello no era cierto. Un diagnóstico de ese tipo de enfermedad puede acabar con la capacidad curativa que pueda restar al organismo, incluida la intrínseca esperanza.

La incertidumbre de no saber lo que uno tiene se basa en el miedo a lo desconocido, una circunstancia en la que el individuo se teme lo peor, morir. Esta expectativa negativa, confirmada generalmente por el diagnóstico del médico, acaba con toda esperanza. La esperanza es otra manera de decir *expectativa positiva.*

¿Por qué necesita un médico descartar esta probada oportunidad sanadora? ¿Simplemente porque no desea dar a su paciente *falsas esperanzas*? No se trata de falsas espezanzas. Si la esperanza existe, es algo bueno, la esperanza *nunca puede ser falsa. Decir a una persona que no hay esperanzas* durante el diagnóstico y el pronóstico es tan decepcionante como el momento en que la curación finalmente no se produce.

Quitar a un paciente toda esperanza es un crimen. Ésta puede marcar la diferencia entre morir de una enfermedad *terminal* y recuperarse de ella.

Como cabe esperar, el mecanismo de curarse de un dolor, de cáncer o de una cardiopatía queda totalmente destruido cuando al paciente se le infunde cualquier tipo de pánico o *miedo a la muerte*. Una persona con autoridad, como es indudablemente un médico, puede crear en el paciente una convicción equivocada de que está sufriendo una enfermedad terminal, aunque hay numerosos ejemplos de pacientes que se han recuperado de este tipo de enfermedades.

Pero aunque el médico supiera que existe un tratamiento alternativo que podría ayudar y salvar al paciente, legalmente tiene totalmente prohibido aconsejarle este tipo de cosas.

Cuando el paciente es ya muy vulnerable debido a una serie de condiciones previas, como puedan ser problemas económicos, aislamiento social, depresión, ansiedad, estrés emocional, etc., es relativamente fácil convencerle de que está atrapado en una situación de la que no puede escapar. La temible expectativa de la muerte en sí puede tener consecuencias nefastas y llegar a impedir que el paciente se recupere y sobreviva. En otras palabras: la certeza de un diagnóstico puede llegar a ser bastante peor que la incerteza de una enfermedad no diagnosticada.

Existen muchos ejemplos que lo confirman. Durante décadas, ha sido un misterio que haya personas que han vivido bien muchos años con un gran tumor maligno en un pulmón, pero que han muerto a los pocos días de recibir el diagnóstico. Si bien en su certificado médico la causa es el cáncer, en realidad el culpable de su muerte ha sido el diagnóstico del cáncer.

El miedo a la muerte es la situación más dura de lucha o huida que pueda uno experimentar, pues se trata de lo opuesto al básico y natural instinto de supervivencia. El miedo puede detener las funciones digestivas del organismo, evitar el sueño, causar una rápida pérdida de peso, y desencadenar muchas otras graves alteraciones físicas.

La medicina moderna está aún tan lejos de comprender y atender la complicada relación que existe entre el cuerpo, la mente y el espíritu, que *no se puede explicar* el fenómeno de pacientes que mueren tras recibir el diagnóstico y no de la enfermedad; o de quienes sobreviven a un diagnóstico «terminal» porque sus expectativas positivas son muy profundas, estables y eficaces.

El milagro de la remisión espontánea de la enfermedad

La potente conexión mente/cuerpo/espíritu queda claramente demostrada en los miles de pacientes de cáncer que experimentan remisiones espontáneas de sus cánceres. Hay investigaciones que muestran que el tamaño de un tumor puede reducirse enormemente en pocas horas de tratamiento holístico cuando el paciente está enormemente motivado por sus creencias personales o sus expectativas. Percibir una respuesta espiritual a la enfermedad puede también bastar para desencadenar en algunos pacientes una remisión.

Esto sucede generalmente cuando la enfermedad no se percibe ya como una amenaza, sino como una bendición oculta. Dicho de otro modo, en vez de sentirse víctimas desesperanzadas de una enfermedad sin sentido, los pacientes se sienten parte activa en el proceso de volver a estar bien. La expectativa de sentirse bendecidos por algo que antes habían percibido como una terrible maldición suscita una de las más potentes respuestas de curación que el organismo tiene a su disposición.

El mecanismo de esperar, y después experimental, alivio del dolor por medio de una solución salina, un placebo, no difiere del mecanismo que convierte en polvo un tumor enorme en menos de un minuto. Una vez vi una imagen de ultrasonidos en la que un tumor canceroso en la vejiga del tamaño de un grano de uva se desintegraba completamente y desaparecía en 15 segundos en el transcurso de una sesión sanadora de energía y sonido llevada a cabo por un grupo de maestros de Qigong. Está claro que no habría ocurrido sin la expectativa receptiva y esperanzada del paciente de que iba a suceder así. Nadie puede entrar en tu casa mientras mantengas la puerta bien cerrada.

Un médico, en vez de infundir miedo al paciente, debe ayudar a desarrollar expectativas esperanzadoras que puedan traducirse en las necesarias respuestas bioquímicas en el cerebro y en el corazón para que el organismo del paciente se autocure total y satisfactoriamente.

Por otra parte, decir al paciente que está sufriendo una enfermedad terminal introduce un factor de expectativa negativa que sin duda puede significar una sentencia de muerte por parte del médico.

Si el médico, o lo que es peor, el diagnóstico hecho por un escáner *(las máquinas no mienten)* da al paciente una sentencia de muerte, según la expectativa natural del paciente será esa sentencia la que finalmente le mate, no la enfermedad.

Cuando se sienten vulnerables, los pacientes ven a menudo a su médico como a su salvador, su Dios. Y piensan: «Si Dios me dice que me estoy muriendo, será verdad».

Pero recordemos que los médicos no son Dios; algunos juegan a ser Dios y ése es un juego muy peligroso, pues ceder el propio poder a alguien que juega ese papel te hace un esclavo. La expectativa es futilidad y dependencia, y no integridad y fuerza. Dejar que un diagnóstico o su interpretación negativa gobiernen tu vida es la clave de la crisis de salud actual.

Ya sólo el título del libro que escribí sobre el cáncer: *El Cáncer no es una enfermedad*, ha ayudado a miles de personas a devolverles la confianza en sí mismas y en sus cuerpos. Trasformar una expectativa negativa en una positiva es en lo que debería consistir la práctica de la medicina. La investigación mencionada anteriormente debería ser estudiada por todos los médicos y aplicada a todos los campos de la medicina moderna, pero eso dejaría ciertamente obsoleta a la mayoría de ésta.

Aun así, gracias a esos brillantes investigadores, tenemos el modelo que explica científicamente que la curación se basa en gran parte en la expectativa, el estado mental y la actitud del paciente, no necesariamente en el médico y en su tratamiento farmacológico.

Hasta ahora, el dogma médico ha vuelto todo del revés. Espero sinceramente que la medicina moderna lleve a cabo una revolución que vuelva a enderezar las cosas. Me conforta saber que hay algo de luz al final del túnel.

Las expectativas conforman la realidad

Tanto las expectativas positivas como las negativas pueden llevar a sucesos muy inusuales. Muchas personas han oído hablar de estudios que demostraban que los ataques de corazón suceden más frecuentemente los lunes, y generalmente a las 9 de la mañana, para ser más exactos. Se cree que ello es debido a las expectativas que se tienen respecto a una semana de trabajo estresante. Por otro lado, hay pocas personas que se mueran los días antes de la Navidad, la gente suele más bien morirse pasadas las fiestas navideñas.

Otro fenómeno, descubierto por la Escuela de Salud Pública de Yale, en el Instituto Nacional del Envejecimiento, es que la gente joven que tiene expectativas positivas respecto al envejecimiento es menos proclive a sufrir ataques de corazón o hemiplejías cuando envejece. En un estudio sobre la edad, llevado a cabo en Yale y también en la Universidad de Miami, se vio que la gente mayor y de mediana edad que tenía una actitud positiva sobre el envejecimiento vivía siete años más.

En un estudio clásico se situó a 100 personas de unos 80 años en un entorno que los devolvía a 30 años antes, con música en la radio de esa época y también con individuos vestidos a la moda de entonces. En pocas semanas, todos sus marcadores fisiológicos y bioquímicos respecto a la edad habían descendido un promedio de 15 años. Sin embargo, cuando volvieron a sus casas y a su entorno habitual, envejecieron 15 años en un solo día.

En un artículo publicado en CNN.com, la doctora Elizabeth Cohen, corresponsal médico de la CNN, hablaba de la remisión espontánea de cáncer autoinducida de David Seidler, ganador de un Oscar por mejor guion original en la película *El discurso del rey*. Seidler, a los 73 años de edad, sufrió un cáncer de vejiga y recurrió a la visualización como método de sanación. Pudo desintegrar un gran tumor en menos de dos semanas, justo antes de la cita con el cirujano, para gran sorpresa de sus médicos.

Es posible que la medicina convencional se burle de esto, pero hay miles de ejemplos que demuestran cómo la imaginación, la expectativa positiva, la percepción, la actitud, etc., manifiestan el poder de la mente. La medicina cuerpo-mente no consiste en anhelos y deseos, o en un tipo de vudú; se trata de auténtica ciencia, tal como confirma la siguiente investigación.

¿Podría uno creer que sólo mirar la fotografía del amado es suficiente para mitigar el dolor de manera significativa tanto como lo haría el paracetamol o un narcótico como la cocaína? Pues bien, un estudio de investigación realizado por la Universidad de Standford descubrió precisamente eso.

En el estudio, publicado en la revista *PLoS ONE*, en octubre de 2010, los investigadores realizaron escáneres de los cerebros de estudiantes locamente enamorados a los que se pidió que se centraran en fotografías de sus amados mientras se le aplicaba, en diferentes intensidades, calor sobre la piel. De promedio, el dolor se reducía de un 36 a un 44 %, según el neurocientífico Jarred Younger. Hay que tener en cuenta esto: los analgésicos no dan mucho mejor resultado que ése.

Por otra parte, los analgésicos farmacológicos tienen efectos secundarios, entre los que se incluyen náuseas, mareos, somnolencia, estreñimiento, sequedad de boca, sudoración, fallo hepático y muerte. En otras palabras, no hay que confiar en los analgésicos para aliviar el dolor.

Y en un estudio más, publicado en *Psychological Science* en noviembre de 2009, psicólogos de la Universidad de California (UCLA) estudiaron durante 6 meses a 25 mujeres y a sus novios, sometiéndolas a diferentes niveles de dolor.

Mientras experimentaban dolor, se pidió a las mujeres que sujetaran la mano de su novio o bien la de un hombre desconocido, mientras que en uno y otro caso el individuo estaba tapado por una cortina, las mujeres experimentaron bastante menos dolor cuando sujetaban las manos de sus parejas o las de extraños.

Y cuando se les pidió contemplar la fotografía de sus novios o la de un hombre desconocido mientras se les hacía sentir molestias, las mujeres experimentaron como mínimo la misma reducción de dolor. De hecho, el alivio era aún mayor cuando se trataba de un extraño. Esto significa que el alivio del dolor no implica necesariamente que la analgesia esté inducida por el amor. La sensación de proximidad o seguridad que las mujeres esperaban sentir al mirar la fotografía de sus amados o de tocar la mano de alguien es lo único que el cerebro necesita para poner en marcha los opiáceos naturales que producen alivio.

¿De qué manera está vinculado el alivio del dolor al alzhéimer? Estos estudios son inestimables por la forma en que muestran de qué manera la curación está íntimamente conectada al modo en que nos sentimos. No somos robots, nada más lejos de ello. Somos individuos sociales, y para sanar de una enfermedad necesitamos el apoyo, el ánimo y la confianza del mundo que nos rodea, de ese modo podemos generar las expectativas positivas necesarias para que se produzca la curación.

Un diagnóstico o pronóstico negativo que envía el mensaje: «Si no te tomas este medicamento, morirás», o que hace que el paciente se sienta la víctima indefensa de una enfermedad terrible, puede ser responsable del declive de su salud e incluso de su muerte.

Quizás cueste de creer, pero muchos medicamentos sólo funcionan porque la gente espera que funcionen, no porque tengan ningún efecto bioquímico significativo en el organismo. Sin la creencia de que se va a recibir un beneficio real, el cerebro simplemente impediría que la medicación hiciera su trabajo. La mente es mucho más poderosa de lo que creemos. En realidad, estamos tan abocados a lo externo y tan poco en sintonía con nosotros mismos que pensamos que es increíble que nuestra percepción de las cosas pueda influir en las funciones de nuestro organismo y damos por sentado que respondemos tan sólo a las estimulaciones químicas.

Como hemos visto en el primer estudio, administrar a una persona un analgésico mientras se le dice que no es un analgésico probó ser totalmente inútil. El poder de la mente o anula el beneficio potencial del medicamento o bien desencadena las respuestas bioquímicas que se espera que desencadene. Dicho de otro modo, la mente le dice al cerebro si imita o no las respuestas bioquímicas necesarias para que tenga lugar la curación.

Por las investigaciones realizadas sabemos que todas las curaciones del cuerpo están reguladas por el cerebro, que es una especie de centro de operaciones. Esto lo han confirmado repetidamente muchos estudios, incluidos los realizados con fármacos antidepresivos, los cuales han fallado casi siempre frente al placebo. Lo más alentador de todo esto es que nos dice que somos responsables de nuestro cerebro. El cerebro cumple nuestras instrucciones en forma de creencias y expectativas, positivas y negativas, conscientes e inconscientes. En resumen, somos lo que creemos. De modo que quizás ha llegado el momento de cambiar de manera de pensar acerca del increíble poder que tenemos sobre nuestra propia capacidad de curación.

Sinergía entre cuerpo y mente

Una de las posturas más lamentables con la que me encuentro habitualmente es la de la gente que no se cree capaz de estar sana sin *intervenciones* y *tratamientos* médicos caros y antinaturales. Consideran los diagnósticos de la medicina convencional como hechos irrebatibles, algo que simplemente hay que aceptar y ya está. No se consideran como individuos con poder para asumir sus problemas de salud y ayudar a su organismo a curarse por sí mismo. En vez de ello, recurren a *tratamientos* que como mucho tan sólo controlan los síntomas de la enfermedad, y como poco agravan la enfermedad o crean nuevos problemas.

Entre los mayores crímenes cometidos por la medicina moderna está el de despojar a los pacientes de su sentido de autoempoderamiento. El *sistema* está diseñado para que los pacientes dejen todo el control de su salud y de sus vidas en manos de médicos y máquinas. Irónicamente, cuanto más complejo y caro es el tratamiento, mayor es la tendencia a creer que ayudará al paciente a recuperarse de una grave enfermedad.

Hemos desconectado tanto de nosotros mismos que ya no estamos sintonizados con nuestra mente ni con nuestro cuerpo. Ya no sabemos interpretar las señales que nos envían. Ya no respetamos su capacidad de autorregularse y sanarse. Ya no confiamos en sus sorprendentes habilidades. Recurrimos antes al médico, al botiquín que al hecho de darnos una oportunidad a nosotros mismos.

Lo más lamentable de todo esto es que es la medicina convencional la que mantiene a los pacientes en la más oscura ignorancia, un principio simple (y carente de toda ética): la gente enferma compra más medicamentos, realiza más tratamientos y se somete a más intervenciones quirúrgicas que la gente sana. Se trata de una de las estrategias más horribles pero más ventajosas imaginables: la Big Pharma cultiva activamente la enfermedad y elimina la información sobre la salud para asegurarse el monopolio de los beneficios de la asistencia sanitaria. Deliberadamente, mantienen en la ignorancia a la gente vulnerable para hacer dinero.

El resultado es que esos tratamientos que los pacientes creen que les van a ayudar o no funcionan, o les hacen enfermar más. En lugar de sentirse facultados para ayudar a sus cuerpos a restablecerse, la gente se siente víctima de la enfermedad. En lugar de interpretar la enfermedad como una llamada de atención para equilibrar el cuerpo, los pacientes se entregan por entero a lo que la industria médica les dice.

Debido a ello, enfermedades que solían ser raras ahora están alcanzando cifras de niveles de epidemia. La medicina convencional finge alarmarse frente a esas cifras, pero en realidad la clave de todo eso está en ella misma. La falta de autonomía personal y la indiferencia intencionada ante los tratamientos curativos naturales, junto al enfoque de tratar sólo los síntomas y actuar con miras meramente económicas de la medicina convencional y la Big Pharma son los creadores de esta situación. Mientras mantienen a la gente en la creencia de que sus «curas» son mejores que el simple, sencillo y natural enfoque de prevenir y tratar las causas de la enfermedad, siguen haciendo mucho dinero.

Ha llegado el momento de dejar que la Big Pharma siga haciendo lo que desea. Es hora de acabar con el ciclo de dolencia y enfermedad y con las falsas creencias que mantienen a la gente en sus garras. No debemos seguir estando de brazos cruzados mientras nuestra salud continúa disminuyendo, mientras el coste sanitario se dispara. En lugar de confiar en la industria médica, que se beneficia de tu enfermedad y no tiene alicientes en mejorar tu salud, hazte cargo de tu destino, de tu bienestar y de tu propia salud.

Deseo que la información y las ideas de este libro te ayuden a motivarte, que te inspiren a seguir una vida más saludable y a una mayor realización personal. Nunca jamás es demasiado tarde para responsabilizarse del propio bienestar y de cambiar la vida a mejor.

¡Todo ello para tu salud, bienestar, equilibrio y felicidad!

ENLACES A PÁGINAS WEB

Capítulo 1:

www.naturalnews.com/031458_Alzheimers_brain.html#ixzz1oSg-jPXT9

www.naturalnews.com/027212_dementia_shrinking_brains.html#ixzz1oSguyR2G

www.naturalnews.com/031417_dementia_aging.html#ixzz1oSiQ94v4

Capítulo 2:

www.cbsnews.com/stories/2010/12/14/eveningnews/main7150398.shtml

www.naturalnews.com/011764.html#ixzz1siEQ04go

www.naturalnews.com/031132_cholesterol_Alzheimers.html

Capítulo 3:

http://articles.mercola.com/sites/articles/archive/2011/08/15/alzheimers-early-detection-risk-factors-are-crucial.aspx

http://edition.cnn.com/2011/HEALTH/02/22/cell.phone.brain.activity/index.html

http://news.menshealth.com/cell-phone-brain-damage/2012/12/18/

www.telegraph.co.uk/health/9619514/Mobile-phones-can-cause-brain-tumours-court-rules.html

Capítulo 4:
www.dailymail.co.uk/health/article-2327993/Should-taking-vitamin-B-protect-Alzheimers.html
http://archneur.jamanetwork.com/article.aspx?articleid=774437
www.naturalnews.com/040858_turmeric_Alzheimers_Disease_dementia.html
www.naturalnews.com/029693_memory_sage.html#ixzz1przfFSlZ
http://articles.mercola.com/sites/articles/archive/2011/08/18/can-drinking-darker-coffee-improve-your-health.aspx
www.naturalnews.com/030373_coconut_oil_Alzheimers_disease.html
http://marinealgaes.com/2012/01/02/omega3-from-marine-phytoplankton-for-optimum-health/
http://web.vims.edu/library/Theses/Veloza05.pdf
http://articles.mercola.com/sites/articles/archive/2011/07/23/this-antioxidant-dramatically-inhibits-alzheimers-disease-progression.aspx
www.naturalnews.com/029026
www.naturalnews.com/027565

Capítulo 5:
http://http://fitness.mercola.com/sites/fitness/archive/2011/03/07/simple-way-to-radically-increase-your-brain-power.aspx
www.naturalnews.com/025040.html
www.sciencedaily.com/releases/2007/06/070627161810.htm
www.sciencedaily.com/releases/2012/06/120607092616.htm

Capítulo 6:
www.naturalnews.com/027356_oil_olive_health.html#ixzz1psJ-51YOx securepubs.com/offer/20110809_RC_RCFH11.html#open

ACERCA DEL AUTOR

Andreas Moritz fue un médico intuitivo que practicó la medicina ayurvédica, la iridología, el shiatsu y la medicina vibracional, además de ser escritor y artista. Nacido en el sudeste de Alemania en 1954, Andreas tuvo que hacer frente a varias enfermedades graves desde temprana edad, lo que le impulsó a estudiar dietética, nutrición y diversos métodos de curación natural cuando todavía era un niño.

A la edad de 20 años, Andreas ya había concluido su formación en iridología (ciencia del diagnóstico a través del iris) y dietética. En 1981 empezó a estudiar medicina ayurvédica en la India y en 1991 completó su formación como médico ayurvédico en Nueva Zelanda. En lugar de darse por satisfecho con el mero tratamiento de los síntomas de las enfermedades, Andreas Moritz dedicó toda su vida al análisis, comprensión y tratamiento de las causas profundas de la enfermedad. Gracias a ese enfoque holístico, obtuvo grandes éxitos en el tratamiento de enfermedades terminales en las que habían fracasado los métodos tradicionales.

En 1988, empezó a practicar la terapia japonesa del shiatsu, lo que le permitió comprender en profundidad el sistema energético de nuestro organismo. Además, se dedicó durante ocho años a la investigación activa de la consciencia y de su importante papel en el terreno de la medicina mente-cuerpo.

Andreas Moritz es autor de los siguientes libros:

- **Acabar con el mito del sida:**
  www.edicionesobelisco.com/libro/1584/acabar-con-el-mito-del-sida
- **Autocuración con la luz del sol:**
  www.edicionesobelisco.com/libro/1650/autocuracion-con-la-luz-del-sol
- **Calendario 2014 de aforismos de Andreas Moritz:**
  www.edicionesobelisco.com/libro/1681/calendario-2014-de-aforismos-de-andreas-moritz
- **Diabetes ¡nunca más!:**
  www.edicionesobelisco.com/libro/807/diabetes-nunca-mas
- **El cáncer no es una enfermedad:**
  www.edicionesobelisco.com/libro/502/el-cancer-no-es-una-enfermedad
- **Es hora de vivir:**
  www.edicionesobelisco.com/libro/1165/es-hora-de-vivir
- **Escucha el susurro, vive tu sueño:**
  www.edicionesobelisco.com/libro/1249/escucha-el-susurro-vive-tu-sueno
- **Las vacunas:**
  www.edicionesobelisco.com/libro/1327/vacunas-las
- **Limpieza hepática y de la vesícula:**
  www.edicionesobelisco.com/libro/389/limpieza-hepatica-y-de-la-vesicula
- **Los secretos eternos de la salud:**
  www.edicionesobelisco.com/libro/741/los-secretos-eternos-de-la-salud
- **Pasos sencillos hacia una salud total:**
  www.edicionesobelisco.com/libro/1553/pasos-sencillos-hacia-una-salud-total
- **Pierde peso, gana bienestar:**
  www.edicionesobelisco.com/libro/1723/pierde-peso-gana-bienestar

- **Rasgar el velo de la dualidad:**
  www.edicionesobelisco.com/libro/1045/rasgar-el-velo-de-la-dualidad
- **Sabiduría intemporal:**
  www.edicionesobelisco.com/libro/1976/sabiduria-intemporal
- **Se acabaron los infartos:**
  www.edicionesobelisco.com/libro/1627/se-acabaron-los-infartos

Durante sus grandes viajes por todo el mundo, el autor contactó y trató a jefes de Estado y políticos de muchos países de Europa, Asia y África y pronunció numerosas conferencias sobre temas de salud, el binomio mente-cuerpo y la espiritualidad. Moritz creó el foro libre *Ask Andreas Moritz* en la popular página web Curezone.com; aunque hacia 2006 dejó de escribir para el foro, éste alberga un extenso archivo con respuestas a cientos de preguntas de prácticamente todos los temas de salud.

Tras trasladarse a Estados Unidos en 1998, Moritz empoezó a desarrollar un innovador sistema de curación –el llamado Ener-Chi-Art–, que se centra en las raíces más profundas de muchas de las enfermedades crónicas. Ener-Chi-Art consiste en una serie de pinturas al óleo codificadas con rayos de luz capaces de restaurar al instante el flujo de la energía vital (chi) en todos los órganos y sistemas del ser humano. Moritz es también el fundador de la *Sagrada Santimonia: un canto divino para cada ocasión*, un sistema de frecuencias sonoras generadas especialmente que pueden transformar temores profundamente arraigados, alergias, traumas y bloqueos mentales y emocionales en oportunidades para el crecimiento y la inspiración, en tan sólo unos instantes.

En octubre de 2012, Andreas pasó a los Supremos Reinos. Justo antes de su deceso, puso al día y amplió su obra *La limpieza hepática*, y completó el manuscrito *Alzheimer: ¡nunca más!*

El legado de Andreas Moritz comprende un gran número de trabajos, los cuales ha compartido siempre generosamente con sus lectores, colegas y fans. Sus vídeos en YouTube, informaciones sobre la salud y palabras de sabiduría están disponibles en www.ener-chi.com; www.woutube.com/enerchiTV y www.facebook.com/enerchi.wellness.

Andreas Moritz Light Trust es una organización no gubernamental sin ánimo de lucro creada en 2013 en honor de Andreas Moritz a fin de honrar su bondad, su generosidad de espíritu, su profunda sabiduría, sus enseñanzas de largo alcance y sus visiones transformadoras, que han ayudado a multitud de personas del mundo entero.

El objetivo de Andreas Moritz Light Trust es aportar una asistencia significativa y necesaria a los niños huérfanos de todo el mundo: alimentos, condiciones de vida seguras y saludables, educación holística, cuidados y oportunidades de crecimiento espiritual.

Para más información, visita la página web:
www.andreasmoritzlighttrust.org

ÍNDICE

LA VERDAD SOBRE EL ALZHÉIMER 9
    Le puede pasar a cualquier 9
    ¿Qué es la enfermedad de Alzheimer? 12
    La conexión cuerpo-mente 13
    Envejecimiento natural versus enfermedad de Alzheimer 15
    La guerra de las grandes empresas farmacéuticas (Big Pharma)
        contra la medicina natural 20
    La irrisoria lógica de los llamados «expertos» 21
    Los «expertos» no saben ni la mitad de la historia 23
    Conflictos de intereses 26
    ¿Podemos realmente confiar en lo que los «expertos»
        dicen sobre el alzhéimer? 27

LAS CAUSAS DEL ALZHÉIMER 31
    ¿Tiene el alzhéimer una base espiritual y emocional? 33
    Causas medioambientales del alzhéimer 37
    Los peligros del mercurio 39
    ¿Pero de dónde sale todo ese mercurio? 42
    El mercurio en las vacunas 44
    Protectores solares: No tan saludables como se cree 45
    Flúor: Lo que no conoces puede envenenarte 48

El aluminio es nocivo para el cerebro 51
Tecnología: Un riesgo conveniente. 53
Los peligros ocultos de los cables de alta tensión. 55
Otros riesgos del alzhéimer: El estilo de vida lo es todo. 56
Dietas que pueden llevar al alzhéimer 59
Deshazte de la freidora 60
¿Cómo estás de vitamina B_{12}?. 61
El problema de las dietas hiperproteínicas. 62
Una certeza: La adicción al azúcar mata. 62
Los peligros de la diabetes 63
La obesidad puede alterar también las funciones mentales. 67
Qué le dice tu hígado a tu cerebro 69
La verdad sobre el colesterol LDL y las estatinas. 74
¡Stop a las descargas de adrenalina!. 77
La importancia de dormir bien. 79
¿Tomas suficiente sol? 79
Los medicamentos para combatir el alzhéimer pueden empeorarlo 80
Los peligros de los antipsicóticos. 82
Entonces ¿qué es lo que reduce el alzhéimer? 84
El lado espiritual de la enfermedad. 86

PREVENIR EL ALZHÉIMER ANTES DE QUE APAREZCA. 89
¿Cuáles son los factores de riesgo?. 91
Primeros pasos. 92
Desintoxica tu entorno. 92
Cocinas y baños «peligrosos» 93
Hornos microondas 97
Deshazte de tus modernos utensilios de cocina 99
Utiliza la tecnología con precaución. 101
Hazte con una mascota. 103

LA IMPORTANCIA DE LA DIETA EN LA PREVENCIÓN DEL ALZHÉIMER 107

- ¿Ya estás bebiendo suficiente agua? 108
- La deshidratación y el cerebro 112
- La deshidratación, la toxicidad y los riñones 114
- La importancia de hacer limpiezas regulares 119
- Eliminar las «obstrucciones» para tener una buena salud 121
- Por qué es tan importante una buena nutrición 125
- El ayuno contribuye a la regeneración neuronal 126
- ¿Puede controlarse realmente el alzhéimer con una buena nutrición? ... 127
- Hazte mediterráneo 128
- La dieta mediterránea y la prevención del alzhéimer 130
- Una dieta sana disminuye un 40 % el riesgo de sufrir alzhéimer 131
- Controlar el peso 131
- Grasas «buenas» y ácidos grasos 132
- Vitaminas del grupo B 133
- El ácido fólico y el deterioro cerebral 134
- Superalimentos igual a superprotección 136

EJERCICIO FÍSICO, ESTILO DE VIDA Y PREVENCIÓN DEL ALZHÉIMER 161

- Cómo el ejercicio fortalece el cerebro 164
- ¿Necesito ser un atleta para que esto funcione? 165
- Hagas lo que hagas, no dejes de moverte 167
- ¿Pero qué tipo qué tipo de ejercicio debo hacer? 168
- A propósito del yoga 170
- Meditar no es complicado 172
- Ejercita tu cerebro 173
- Otras maneras de prevenir el alzhéimer 175

CURAR EL ALZHÉIMER TRAS SU APARICIÓN 189

- Hagas lo que hagas, mantén la mente activa 194
- Remedios homeopáticos 195

¿Es posible que en vez de Alzheimer se trate en realidad
de una falta de vitamina B_{12}?..196
¿Puede tratarse el alzhéimer con terapia nutricional?..................196
Ácido alfalipoico..198
Flavonoides y más flavonoides 199
¿Puede ayudar la cafeína? ¡Por supuesto que sí!........................200
Mira en el armario de tu cocina: Aceite de oliva 201
Aceite de coco: Un milagro natural para combatir el alzhéimer.........201
Una doble apuesta: Vitamina D y cúrcuma.........................204
¡Levántate y haz ejercicio! 205

POR QUÉ EL ALZHÉIMER NO DEBE AMEDRENTARTE 207
El poder curativo de la mente es real...................................210
El miedo a la muerte es muy real..218
El milagro de la remisión espontánea de la enfermedad................219
Las expectativas conforman la realidad..............................221
Sinergía entre cuerpo y mente..225

ENLACES A PÁGINAS WEB 227

ACERCA DEL AUTOR...229